# あなたも今すぐ便利で役立つ「ナーシングケアクラブ」に登録を!!

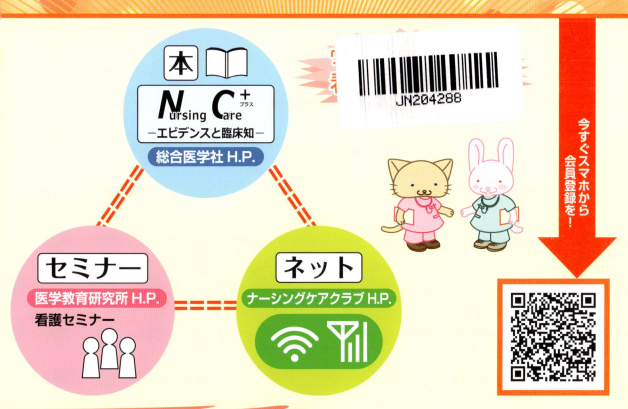

## 会員登録のしかた

- QRコードから,「ナーシングケアクラブ」に入って会員登録して下さい.（原則として医療従事者に限ります）

## 会員登録のメリット

- 「ナーシングケア⁺ —エビデンスと臨床知—」の掲載記事への質問ができます.（編集部で内容の確認をさせて頂きます.）
- 「ナーシングケア⁺ —エビデンスと臨床知—」の編集企画のリクエストができます.
- 「ナーシングケアフォーラム」で読者同士の交流ができます.
- 医学教育研究所のセミナーが,すべて500円引きで受講できます.
- 看護セミナー開催など,便利で役立つ情報をいち早くお届けします.

# バイタルサイン測定から臨床判断を極める！

特集編集：道又元裕，露木菜緒

## ここを押さえて特集を読み解こう！

● **バイタルサインの臨床的意味と重要性**
　〜バイタルサインで，ここまでわかる！〜
　　　　　　　　　　　　　　　　　　　　　　濱本　実也　219

## Ⅰ．検査の意義と臨床判断

● **呼吸回数測定の意義と臨床判断**
　〜呼吸回数の変化を察知し，異常の早期発見に努める〜
　　　　　　　　　　　　　　　　　　　　　　高橋ひとみ　226

● **血圧測定の意義と臨床判断**
　〜血圧はただの数字や波形という意味ではない，数字と波形を考えよう‼〜　半崎　隼人　235

● **脈拍測定の意義と臨床判断**
　〜明日からの身体評価に活かす！ 実践型脈拍測定〜
　　　　　　　　　　　　　　　　　　　　　　本田　　稔　243

● **体温測定の意義と臨床判断**
　〜低体温と高体温　あなたは自信をもって体温管理できますか？〜
　　　　　　　　　　　　　　　　　　　　　　月俣　夏織　254

● **意識評価の意義と臨床判断**
　〜スケール評価と検査・身体所見を合わせて総合的にアセスメントしよう！〜
　　　　　　　　　　　　　　　　　　　　　　露木　菜緒　263

● **尿量評価の意義と臨床判断**
　〜AKI のサインを見逃さないために〜
　　　　　　　　　　　　　　　　　　　　　　成田　寛治　269

## Ⅱ．疾患別バイタルサインの一歩進んだ見方

● **呼吸器疾患患者とバイタルサイン**
　〜聴くだけじゃない！ 呼吸器疾患〜
　　　　　　　　　　　　　　　　　　　　　　高田　寛之　278

● **循環器疾患患者とバイタルサイン**
　〜バイタルサインをみて循環動態を把握しよう〜
　　　　　　　　　　　　　　　　　　　　　　佐藤　大樹　284

本文中に記載されたエビデンスレベルは，下記の表に準じます.

| Level | |
|---|---|
| 1a | ランダム化比較試験のメタアナリシス |
| 1b | 少なくとも一つのランダム化比較試験 |
| 2a | ランダム割付をともなわない同時コントロールをともなうコホート研究<br>（前向き研究，prospective study，concurrent cohort study など） |
| 2b | ランダム割付をともなわない過去のコントロールをともなうコホート研究<br>（historical cohort study，retrospective cohort study など） |
| 3 | ケース・コントロール研究（後ろ向き研究） |
| 4 | 処置前後の比較などの前後比較，対照群をともなわない研究 |
| 5 | 症例報告，ケースシリーズ |
| 6 | 専門家個人の意見（専門家委員会報告を含む） |

● **脳神経・循環（脳循環）疾患患者とバイタルサイン**
〜頭の中で何が起きてる!? 頭蓋内における変化をよみとれ！〜　　　穴井　聖二　292

● **手術看護認定看護師からみた術後ケアの注意点**
〜手術・麻酔による影響の理解が，術後合併症の早期発見と早期対応につながります！〜
　　　羽生　聡　300

● **敗血症性ショック患者とバイタルサイン**
〜知っておきたい敗血症治療のポイント〜　　　増田　貴生　310

## Ⅲ．バイタルサインのここに注意！〜急変の予兆とピットフォール〜

● **急変の予兆〜気づくことができるバイタルサイン（成人編）**
〜観察できる「呼吸」と「循環」の急変予兆〜　　　佐藤　尚徳　320

● **急変の予兆〜気づくことができるバイタルサイン（小児編）**
〜トレンドの変化と身体所見の合わせ技で予測すべし！〜　　　林　祐輝　330

● **バイタルサイン測定におけるピットフォール**
〜知らないと患者の異常を見逃す!? より正確に状態を判断するためには〜　　　原田　愛子　336

● **経皮的酸素飽和度（$SpO_2$）のピットフォール**
〜$SpO_2$ の正体を見きわめよ！〜　　　佐藤　慎哉　343

### 特集のまとめにかえて

● **バイタルサイン測定と医療実践の質**
　　　道又　元裕　351

**索　引**　　　356

※本文中に掲載されている会社名・商品名は，各社の商標または登録商標です.

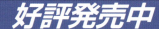

# Nursing Care+ －エビデンスと臨床知－

**Vol.1 No.1 2018**

## ワンランク上の急変時への対応法

特集編集　道又元裕　露木菜緒

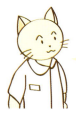

◆本誌の記念すべき創刊号では、「まず命を守ること」を念頭に、急変対応が特集されました。

◆エビデンスに基づいた知識をしっかり身につけると同時に、現場の経験から得られた知恵を身につけセンスを磨き、「急変になる前に気づけるナース」をめざそう！

### 主要目次

**Ⅰ．総論**
- BLS
- ACLS
- 緊急対応システム
- 病院外施設における急変対応
- バイタルサインからみた急変の考え方

**Ⅱ．一般病棟でもよく遭遇する急変への対応（症状別）**
- 意識レベルの変調
- けいれん発作
- 窒息
- 頭痛・めまい
- 不穏
- 嘔吐
- 吐血
- 腹痛
- 転倒・転落

**Ⅲ．急性・重症病態における急変対応**
- 人工呼吸器装着中の患者の急変
- 出血によるショック時の対応
- ショック時の対応（敗血症）
- ショック時の対応（心原性）ACS
- 心不全の急性増悪
- 脳卒中対応
- Ⅱ型呼吸不全患者の急性増悪
- 人工呼吸器のスタンバイモード
- 気管切開チューブの予定外抜去
- 脳室ドレーン予定外抜去
- 胸腔ドレーン予定外抜去

**Ⅳ．知っておきたい急変についての知識**
- 急変対応とチームステップス
- 急変時に用いる薬剤の知識
- 急変事例の振り返りからみた急変対応（カンファレンス）
- 急変対応に関する文献レビュー（海外事情）

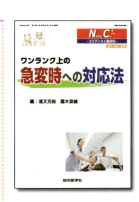

B5判／4色刷　218頁
定価（本体2,600円+税）

**総合医学社**
〒101-0061　東京都千代田区神田三崎町１－１－４
TEL 03(3219)2920　FAX 03(3219)0410　http://www.sogo-igaku.co.jp

# バイタルサイン測定から臨床判断を極める！

**ここを押さえて特集を読み解こう！**

## バイタルサインの臨床的意味と重要性
〜バイタルサインで，ここまでわかる！〜

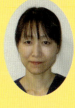

公立陶生病院 集中治療室
（看護師長）
濱本 実也（はまもと みや）

## エビデンス＆臨床知

### エビデンス
- ☑ 心停止波形の一つである PEA（無脈性電気活動）は，脈拍を触知しなければ診断できない．
- ☑ 血圧だけを指標にしていては，ショック患者の発見が遅れる可能性がある．

### 臨床知
- ☑ バイタルサインの「変化」と「症状の大きさ（強さ）」によって，急性か慢性かを予測する．
- ☑ 緊急度と重症度は，必ずしも相関しない．まずは緊急度から判断する．

## はじめに

- バイタルサインとは「生命徴候（vital：生命の，sign：徴候）」を意味しており，血圧，脈拍，呼吸，体温，さらに意識状態や尿量なども考慮して評価します．バイタルサインの異常は，生命の危機や状態の悪化などを示していますので，急変の察知，慢性疾患の急性増悪の発見，そして複雑な病態を診断（判断）するうえで，非常に重要な情報となります．
- バイタルサイン個々の見方やアセスメントは他項に譲り，ここではバイタルサインの臨床的意味を概観し，その重要性についてまとめます．

## 患者に触れなければわからない「急変」

- 近年，モニタの装着や自動血圧計の普及，観血的動脈圧測定などにより，

---

**著者プロフィール**（濱本実也）
和歌山赤十字看護専門学校を卒業し，日本赤十字社和歌山医療センターを経て，現在公立陶生病院に勤務．2004年集中ケア認定看護師の資格を取得
「凡を極めて，非凡に至る」新人でも測定できるバイタルサイン．けれどその解釈を極めることは，スペシャリストになるための重要なスキルに違いない．

バイタルサインを「数値」のみで判断するスタッフも増えてきました．その結果，実際に患者を観察しなければ把握が難しい「呼吸数」の測定が疎かになったり，**PEA（無脈性電気活動：心電図波形は出ているが，脈が触れない）** やショック状態に気づくのが遅れたりといった問題が発生しています．

- 正確な数値の測定や，測定値の管理（トレンド，アラームなど）においては，機器によるモニタリングの利点は大きいでしょう．しかし，実際に患者に触れなければわからない情報こそが，状態の変化や急変の察知には重要です．先に説明したPEAやショックの診断がそれであり，数値の"質"（脈の強弱，呼吸の深浅，血圧の左右差，皮膚の状態など）は，患者に触れなければ判断できないことを，十分に理解する必要があります．

エビデンス1
エビデンス2

### エビデンス 1

#### PEA（無脈性電気活動）

モニタ上，電気的活動（リズム）をみとめるものの，脈拍が触知できない状態をPEAといいます[1]．これは，心臓は収縮しようと活動しているにもかかわらず，心機能が悪すぎて心拍出量を得ることができない状態を示しています．心停止波形の一つに位置づけられており，PEAと判断したら，ただちに蘇生を開始します．

[1] AHA（アメリカ心臓病協会）："ACLSプロバイダーマニュアル"．シナジー，pp110-3, 2017

### エビデンス 2

#### ショック状態

日本救急医学会は，ショックを「重要臓器の血流が維持できなくなり，細胞の代謝障害や臓器障害が起こり，生命の危機にいたる急性の症候群」と定義しています[2]．ショックの代表的な所見は血圧低下ですが，たとえば出血によるショックの場合，生体反応として内因性のカテコラミンが分泌されるため，初期には著明な血圧低下をみとめない患者もいます[3]．患者をみず，血圧だけを指標にしてショックの判断をしていては，ショックに気づかず対応が遅れることもあります．

[2] 日本救急医学会ホームページ「ショック」http://www.jaam.jp/html/dictionary/dictionary/word/0823.htm（2018.4.10参照）

[3] Archibald EW et al: Observations upon shock, with particular reference to the condition as seen in war surgery. Ann Surg 66: 280-286, 1917
エビデンスレベル 5

## バイタルサインでわかること

### 重症度と緊急度

- **重症度や緊急度**の判断は，早期対応を行ううえで重要ですが，この判断にはバイタルサインの評価が不可欠です．たとえば，「$SpO_2$ 95％」という報告を受けたとします．これをどう評価するのかは，バイタルサインで大きく変わります．呼吸数が15回/分の場合と，30回/分とでは，重症度も緊急度も異なります．

臨床知1

## 原因の推測

- バイタルサインは，それぞれの関連を評価することも重要です．血圧だけなど，一部の測定値だけでは正しく状態を判断できない場合があります．逆に，関連性を知ることで，多くの病態あるいは変化の理由が見えてきます．
- たとえば，「脈拍 120 回/分」のとき，体温が上昇していれば発熱による脈拍数増加を考えますが，熱に対して脈拍が多すぎる（1℃に対して 20 回/分以上の増加）場合は細菌感染を疑い[4]，体温に比べて不相応に少なければ相対的徐脈と判断できます[5]．また，呼吸数が 30 回/分であれば呼吸器系の問題を，呼吸数の増加がなければ循環器系の問題を予測します[6]．さらに，収縮期血圧の上昇や脈圧の低下などをともなっていればカテコラミンリリース（内因性のカテコラミンの分泌）を疑い，末梢冷汗やチアノーゼなどの観察を行います[7].

[4] 徳田安春："アセスメント力を高める! バイタルサイン". 医学書院, p25, 2011
[5] McGee S：体温. "マクギーの身体診断学" 柴田寿彦 他翻訳. エルゼビア・ジャパン, pp109-15, 2014
[6] 長坂行雄：呼吸器疾患の診断―初めはバイタルサインから. 呼吸と循環 64：372-6, 2016
[7] 入江聰五郎：バイタルサインの生理学的解釈法. "バイタルサインからの臨床診断" 宮城征四郎 監. 羊土社, pp19-21, 2011

**臨床知 1　緊急度と重症度は，相関するとはかぎらない**

緊急度は，生命の危機を時間軸で検討したものです．緊急度が高い患者は，適切な介入を行わなければ，非常に短時間に命を落とす可能性があり，いち早く発見し対応することが重要です．

一方，緊急度と重症度は相関するとはかぎりません．たとえば，上気道狭窄の患者では，緊急度は非常に高いですが，気道の確保が行われれば，命を失う可能性は低い（重症度は低い）といえます 図1.

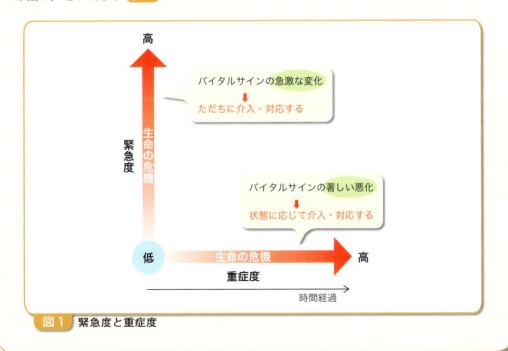

図1　緊急度と重症度

## 測定値の評価と「異常」の判断

- バイタルサインの「異常」の評価は，非常に重要ですが難しくもあります．それは「異常値」を探すだけではなく，年齢や全身状態などと合わせて「異常」を判断する必要があるからです．

### 異常値を見逃さない

- バイタルサインを測定したら，まず「異常値」を確認します．異常値には原因（理由）がありますので，測定後は原因をアセスメントします．（「Ⅰ．検査の意義と臨床判断」参照）ここで重要なことは，測定の目的は異常値を探すことであり，正常を確認することではないということです．後者の場合，異常値に気づくと何度も測定をくり返し，もっともよい数字で評価するなど偏った判断をする可能性があります．

### 経時的変化

- 数値の変化を，数日あるいは時間単位で確認します．一時的変化と経時的変化を見分けることで，患者の状態がどちらへ向かっているのか判断することができます．また，異常値であっても変化が乏しく，また随伴症状が出現していない場合には，慢性的な異常値（慢性期の状態）であると予測できます．一方，正常値であっても，変化が大きい場合には「異常」と判断し原因を検索する必要があります．たとえば，高血圧患者の場合，「血圧が正常範囲内であるにもかかわらず，ショック状態を呈している」ということもあります．

臨床知2

**臨床知 2　急性か慢性かを予測する**

呼吸不全（酸素を吸入しない状態で PaO₂ ＜ 60 mmHg）患者の重要な所見として頻呼吸が知られていますが，これは急性呼吸不全患者に特徴的な所見であり，多くは呼吸困難をともないます．これらの症状をともなわない場合には慢性呼吸不全を疑います．実際，PaO₂ が低値でも，呼吸数の変化が乏しく（場合によっては正常），呼吸困難を訴えない慢性期の患者もいます．一方，これらの患者が新たに頻呼吸や呼吸困難を呈した場合には，慢性呼吸不全の急性増悪を疑います．
このように，バイタルサインの「変化」と「症状の大きさ（強さ）」によって，急性か慢性かを予測することができます．

### 高齢者の評価

- また，高齢者の場合には，加齢にともなう変化を踏まえた臨床判断が求められます．高齢者のバイタルサインを評価する際の注意点を 表1 にまとめます．

**表1** 高齢者のバイタルサインを評価する際の注意点

| バイタルサイン | 特　徴 |
|---|---|
| 体　温 | やや低下傾向．皮膚の熱伝導が低く，基礎代謝率も低下するため．<br>寒冷刺激に対する反応が鈍化し，熱産生（シバリング）も出現は遅い．発熱しにくく，体温が39℃を超えることは少ない． |
| 心拍数 | 低下傾向にあり，心予備力の低下から，運動時にも心拍数の増加が少ない．また動悸や息切れなどの症状を呈しやすい． |
| 血　圧 | 収縮期高血圧を呈す（拡張期血圧は変化がゆるやか）．<br>血圧の動揺性（季節や日内変動など状況によって変動しやすい）が高く，できるだけ同じ条件で測定・比較する．<br>数回測定し，平均値をとることもある． |
| 呼　吸 | 呼吸数は加齢の影響を受けにくい（標準値は成人と同じ）．<br>肺の弾性収縮力低下により，肺活量や一秒率が低下，残気量は増加する．<br>腹式呼吸が目立ち，深呼吸は難しい． |
| 意識状態 | 頭蓋内疾患にかかわらず意識障害を生じやすい．<br>視覚や聴覚の低下を考慮して確認する． |
| 尿　量 | 腎機能低下． |

（文献8を参照して作成）

8 大谷眞千子：高齢者."わかるバイタルサイン AtoZ" 平　孝臣 他編．学習研究社, pp245-52, 2000

## おわりに

- バイタルサインの測定と解釈は，すべての患者に適応できるゴールドスタンダードです．それは典型的でない症例に対しても同じです．基本的な知識と正常な相関がわかるからこそ「いつもと違う」「症状に合わない」そんな疑問をもつことができます．そして疑問を介して，さらに複雑な病態が隠れていることを私たちに気づかせてくれます．

# 好評発売中！

▷ 初心者から中級者まで、知識の整理に役立つ好評書！
▷ オールカラー、各項目見開き2ページのQ&Aで、ぐんぐん理解できる！

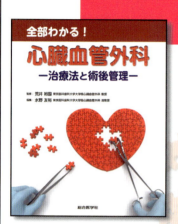

## 全部わかる！
## 心臓血管外科
### ―治療法と術後管理―

監修：荒井 裕国（東京医科歯科大学大学院心臓血管外科 教授）
編集：水野 友裕（東京医科歯科大学大学院心臓血管外科 准教授）

心臓血管外科は幅広い知識が必要とされる分野です。診断、治療、最新の術式はもちろん、知っておきたい術前術後の管理・ケアまで一冊で学ぶことができます。

ISBN978-4-88378-645-9
200ページ／AB判
定価（本体 2,800 円＋税）

## 徹底ガイド！
## 高次脳機能障害
### ―ひと目でわかる基礎知識と患者対応―

監修：稲川 利光（NTT東日本関東病院リハビリテーション科 部長）
編集：新貝 尚子（NTT東日本関東病院リハビリテーション科）
　　　森田 将健（NTT東日本関東病院リハビリテーション科）

高次脳機能障害のほぼすべてを網羅し、それぞれの診断、治療、リハビリテーション、患者対応まで、この1冊で学べます。すべての医療従事者必携の書！

ISBN978-4-88378-644-2
184ページ／AB判
定価（本体 2,600 円＋税）

**総合医学社**　〒101-0061　東京都千代田区神田三崎町1-1-4
TEL 03(3219)2920　FAX 03(3219)0410　http://www.sogo-igaku.co.jp

# Ⅰ．検査の意義と臨床判断

○ **呼吸回数測定の意義と臨床判断**
〜呼吸回数の変化を察知し，異常の早期発見に努める〜                                           226

○ **血圧測定の意義と臨床判断**
〜血圧はただの数字や波形という意味ではない，数字と波形を考えよう!!〜                            235

○ **脈拍測定の意義と臨床判断**
〜明日からの身体評価に活かす！ 実践型脈拍測定〜                                           243

○ **体温測定の意義と臨床判断**
〜低体温と高体温　あなたは自信をもって体温管理できますか？〜                                   254

○ **意識評価の意義と臨床判断**
〜スケール評価と検査・身体所見を合わせて総合的にアセスメントしよう！〜                             263

○ **尿量評価の意義と臨床判断**
〜AKI のサインを見逃さないために〜                                                    269

# Ⅰ. 検査の意義と臨床判断

# 呼吸回数測定の意義と臨床判断
## ～呼吸回数の変化を察知し，異常の早期発見に努める～

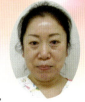

杏林大学医学部付属病院看護部
（救急認定看護師，師長補佐）
髙橋ひとみ

## エビデンス&臨床知

### エビデンス

- ☑ 基本的なバイタルサインの項目は，「意識」「血圧」「脈拍」「呼吸」「体温」の5つ．
- ☑ 急変の6～8時間前に呼吸に変化をみとめる．
- ☑ 身体の恒常性を保つために，呼吸回数から変化をする．
- ☑ 呼吸様式の正常を知り，経時的変化を観察する．

### 臨床知

- ☑ バイタルサインの変化に追随するかたちで意識レベルは変化する．
- ☑ 呼吸回数は，モニタの数値ではなく，実際に測定をする．
- ☑ 呼吸回数を目視（実測）で測定すると，呼吸回数だけではなく，呼吸のリズム，深さ，胸郭の動き，補助呼吸筋の使用などを観察することができる．
- ☑ $SpO_2$ を測定しても，呼吸回数を測定したことにはならない．
- ☑ $SpO_2$ は，呼吸回数と合わせて評価をする．

## はじめに

- ●呼吸とは，生命維持になくてはならない生理機能です．
- ●生命維持になくてはならない評価の指標の一つに**呼吸回数**があります．
- ●呼吸が適切にできなくなって，息苦しさのために生命の危機を訴える患者に出会ったことは，臨床経験上，だれでも遭遇したことがあると思います．それほど，呼吸は重要になります．
- ●しかし，バイタルサイン測定の記録をみると，呼吸回数の数値を測定していないことがあります．**基本的なバイタルサインの5つの項目 図1 の1つでも欠けていれば，身体の恒常性や変化をとらえることが難しくなります🔍．** 　　🔍 エビデンス1
- ●そのため，バイタルサインの観察は，5つの項目を測定してこそ「バイタルサインを観察した」ことになります．

**著者プロフィール**（髙橋ひとみ）
1999年に救急看護認定看護師を取得．現在は，長年勤務してきた高度救命救急センターを飛び出して，部署の壁を超えて奮闘中です．

| | | |
|---|---|---|
| **意識, 認知**<br>● 意識レベルから意識の清明度, 中枢神経系の状態をみる | **血 圧**<br>● 血管を流れる血液の圧から循環動態をみる<br>● 進む圧力→末梢のどこまで届くか<br>● 横(血管壁)への圧力の指標 | **脈 拍**<br>● 心臓が周期的に十分な血液を送り出しているかどうか<br>● 末梢へ送る血液のvolume<br><br>**心拍数**<br>● 心臓の収縮と拡張をみる<br>● PR≠HR |
| **呼 吸**<br>● 回数や大小, 型, リズムから換気の状態をみる | **体 温**<br>● 熱の産生と放散のバランスが保たれているかどうか<br>● 感染の有無<br>● 体温調節機能の確認 | |

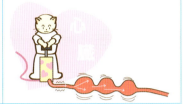
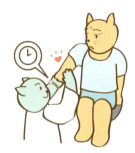
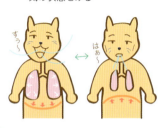
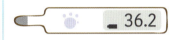

**図1** 基本的なバイタルサイン

| | | |
|---|---|---|
| **SpO$_2$**<br>● 動脈血中の酸素の量から換気の状態をみる | **瞳 孔**<br>● 中枢障害の有無, 頭蓋内変化の有無をみる | **尿 量**<br>● 酸の排泄:活動代謝物の酸を捨てる<br>● pHを保つ<br>● volumeを保つ |

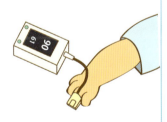
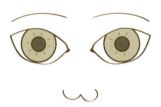
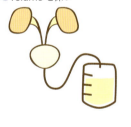

**図2** 必要に応じて測定するバイタルサイン

## 呼吸回数の正常値

- 呼吸回数 表1 を測定すると, 当然のことながら数値で示されます. 呼吸を測定し得られた数値が, 正常か異常かを知らないと数値の意味を判断できません.
- 呼吸回数は, 成長発達過程において異なります.
- また, **呼吸回数は活動や病態に応じて変化**します.
- たとえば, 発熱や貧血, 運動負荷後, I型呼吸不全の場合は呼吸回数が増

### 表1 呼吸回数の正常値

| | |
|---|---|
| 新生児 | 30〜60回/分 |
| 小児 | 18〜25回/分 |
| 成人 | 12〜18回/分 |
| 65歳以上 | 12〜28回/分 |
| 80歳以上 | 10〜30回/分 |

加します．
- また，麻薬などの薬剤による影響や頭蓋内圧亢進，代謝性アシドーシスなどでは呼吸回数は減少します．
- 正常値を知り，患者の病態に応じて呼吸回数が変化することを理解して，**経時的に変化を観察する**必要があります．
- 測定した呼吸回数は，観察した「点」で評価するだけではなく，経時的な変化として「線」で評価することが必要です．
- 呼吸回数を「線でつなげて観察する」とは，良くなっているのか，悪くなっているのか，この先，どのように変化していくことが予測されるのか，ということです．

### エビデンス1

#### 基本的なバイタルサインは5つ

教科書上，基本的なバイタルサインとは，「血圧」「脈拍」「呼吸」「体温」の4項目と学習した人が多いと思います．
この基本的なバイタルサインの変化に追随するように，意識レベルが変化しています．血圧低下や徐脈などにより，脳循環が低下し意識が低下したり，高熱による低酸素で意識が低下します[1]．患者が何かおかしいと気づいたら，「意識」「血圧」「脈拍」「呼吸」「体温」の5つの項目を観察する必要があります．
心停止の70％は，8時間以内に呼吸器症状の増悪初見があったと報告されています[2]．

[1] Franklin C et al：Developing strategies to prevent in hospital cardiac arrest：analyzing responses of physicians and nurses in the hours before the event. Crit Care Med 22：244-7, 1994

[2] Schein RM et al：Clinical antecedents to in-hospital cardiopulmonary arrest. Chest 98：1388-92, 1990

## 呼吸回数は目視（実測，視診）で測定をする

- 心電図モニタを使用している患者で，呼吸回数が表示されていても，その数値をうのみにしてはいけません．
- **呼吸回数の測定方法は，目視で実測で測定をします．**
- 呼吸回数は，患者の活動や精神状態で変化をします．また，呼吸回数を測定すると伝えてから測定すると，意図的に呼吸回数や呼吸様式（呼吸パターン）を変化させることができます．患者に呼吸回数を測定していることを意識させないように測定をします．
- たとえばその対策として，脈拍を測定すると同時に胸郭の動きを確認しながら測定をします．

- 脈拍と呼吸回数を同時に測定することが苦手な場合，脈拍測定の後に続いて，脈拍に触れたままで呼吸回数を測定したりもします．

## 基本的な呼吸回数の測定時間は60秒である

- 呼吸回数は，1分間（60秒）測定することが基本です[3]が，30秒測定し2倍にする2倍法や，15秒測定し4倍にする4倍法があります．不規則な呼吸であれば，60秒間測定をします．
- 呼吸回数を10秒間測定した場合，3回分程度の呼吸数しか見ていないので，リズムなどの評価をするには不向きです．急変時などのときに15秒間測定する場合もありますが，最低でも30秒間測定をします．
- また，呼吸回数の測定時間は，4倍法の15秒間や6倍法の10秒間よりも，30秒間測定したほうが，誤差が少なくなります．
- 呼吸が浅かったり早かったりする場合，目視での測定が困難な場合は，聴診器を用いて聴診で呼吸回数を測定します．

[3] Lovett PB et al：The vexatious vital：neither clinical measurements by nurses nor an electronic monitor provides accurate measurements of respiratory rate in triage. Ann Emerg Med 45 (1)：68-76, 2005

## バイタルサインとしての呼吸状態の観察と伝達・記録

- 呼吸数だけを観察し，記録や伝達しても対象者の呼吸状態を把握・解釈することは困難です．
- 複数の情報を集めると，情報量が増えて詳細に呼吸状態を把握することに役立ちます．
- 呼吸回数を目視で測定すると，呼吸様式（呼吸パターン）のリズム 図3 表2 ，深さ，補助呼吸筋使用の状態，楽に呼吸をしているのか，チアノーゼなどの情報を得ることができます．
- 会話が可能な場合，患者の「息苦しさ」は自覚症状・主訴として重要です 表3 ．客観的データと合わせて評価をします．
- これは，モニタの数値を見ただけでは得られない多くの情報を得ることになります．

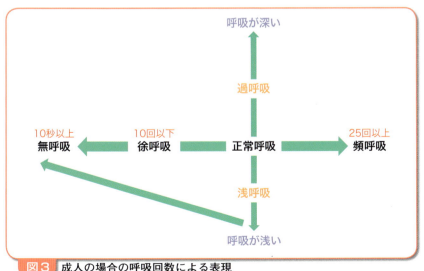

図3　成人の場合の呼吸回数による表現

## 表2 呼吸パターン（様式）

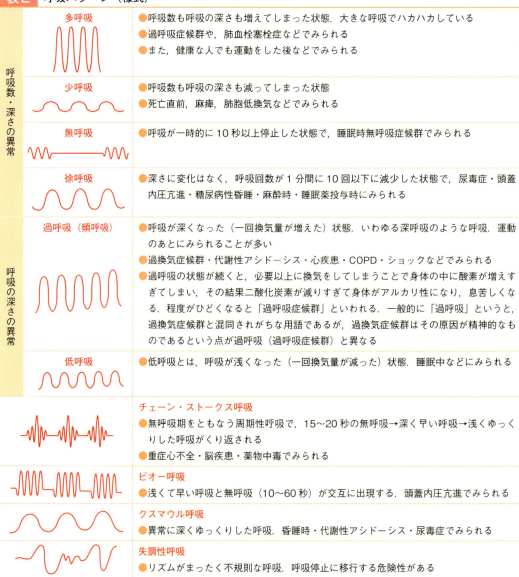

| 分類 | 名称 | 説明 |
|---|---|---|
| 呼吸数・深さの異常 | 多呼吸 | ●呼吸数も呼吸の深さも増えてしまった状態。大きな呼吸でハカハカしている<br>●過呼吸症候群や，肺血栓塞栓症などでみられる<br>●また，健康な人でも運動をした後などでみられる |
| | 少呼吸 | ●呼吸数も呼吸の深さも減ってしまった状態<br>●死亡直前，麻痺，肺胞低換気などでみられる |
| | 無呼吸 | ●呼吸が一時的に10秒以上停止した状態で，睡眠時無呼吸症候群でみられる |
| | 徐呼吸 | ●深さに変化はなく，呼吸回数が1分間に10回以下に減少した状態で，尿毒症・頭蓋内圧亢進・糖尿病性昏睡・麻酔時・睡眠薬投与時にみられる |
| 呼吸の深さの異常 | 過呼吸（頻呼吸） | ●呼吸が深くなった（一回換気量が増えた）状態。いわゆる深呼吸のような呼吸。運動のあとにみられることが多い<br>●過換気症候群・代謝性アシドーシス・心疾患・COPD・ショックなどでみられる<br>●過呼吸の状態が続くと，必要以上に換気をしてしまうことで身体の中に酸素が増えすぎてしまい，その結果二酸化炭素が減りすぎて身体がアルカリ性になり，息苦しくなる。程度がひどくなると「過呼吸症候群」といわれる。一般的に「過呼吸」というと，過換気症候群と混同されがちな用語であるが，過換気症候群はその原因が精神的なものであるという点が過呼吸（過呼吸症候群）と異なる |
| | 低呼吸 | ●低呼吸とは，呼吸が浅くなった（一回換気量が減った）状態。睡眠中などにみられる |
| | チェーン・ストークス呼吸 | ●無呼吸期をともなう周期性呼吸で，15〜20秒の無呼吸→深く早い呼吸→浅くゆっくりした呼吸がくり返される<br>●重症心不全・脳疾患・薬物中毒でみられる |
| | ビオー呼吸 | ●浅くて早い呼吸と無呼吸（10〜60秒）が交互に出現する。頭蓋内圧亢進でみられる |
| | クスマウル呼吸 | ●異常に深くゆっくりした呼吸。昏睡時・代謝性アシドーシス・尿毒症でみられる |
| | 失調性呼吸 | ●リズムがまったく不規則な呼吸。呼吸停止に移行する危険性がある |

## 表3 努力呼吸

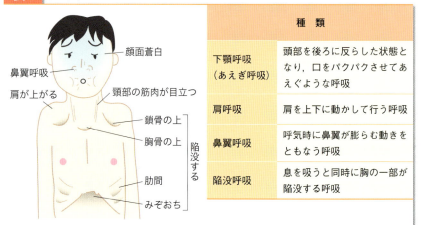

| 種類 | |
|---|---|
| 下顎呼吸（あえぎ呼吸） | 頭部を後ろに反らした状態となり，口をパクパクさせてあえぐような呼吸 |
| 肩呼吸 | 肩を上下に動かして行う呼吸 |
| 鼻翼呼吸 | 呼気時に鼻翼が膨らむ動きをともなう呼吸 |
| 陥没呼吸 | 息を吸うと同時に胸の一部が陥没する呼吸 |

① 努力呼吸：
呼吸困難の徴候の一つ。
吸気時に補助呼吸筋（胸鎖乳突筋など）を動かしたり，呼気時に内肋間筋や腹筋などを動かしたりして，努力的に行う呼吸のこと。低酸素血症，高炭酸ガス血症，代謝性アシドーシス，重症呼吸器疾患などでみられる。

- 30秒や60秒の測定の間に,「ほかにできることはある」と思うスタッフも多くいますが,患者の表情を見たり,呼吸回数を目視で測定することで得られる情報は多く,何よりも代えがたい重要な情報です.
- ちなみに,電子体温計は25秒前後で測定できます.だいたいですが,体温測定の間に呼吸回数は測定できます.
- モニタの示す呼吸回数は,電極間の電気抵抗変化から呼吸回数を測定しています.そのため,患者のわずかな体動を感知します[4].

[4] 石田岳史 監：心電図モニターにできること."心電図教えてノート―チームでモニター事故を予防する！―". 中外医学社, pp2-3, 2015

臨床知1

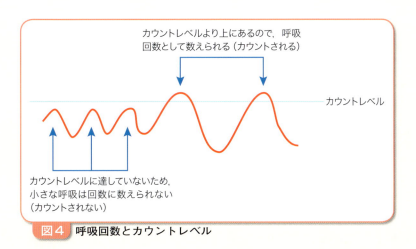

**臨床知1　モニタ上の呼吸回数を過信しない**

モニタの示す呼吸回数は,患者の体動にも感知し,呼吸回数のカウントレベルが不適切な場合,呼吸回数としてカウントされないこともあります 図4.

図4　呼吸回数とカウントレベル

## 呼吸と酸-塩基平衡

### 恒常性の維持

- 私たちヒトの身体は,pH 7.35〜7.45に保つことで健康に生きていくことができます.
- pHを7.35〜7.45に維持するために,肺と腎によって調節されています 図5.

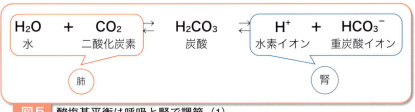

$$H_2O + CO_2 \rightleftarrows H_2CO_3 \rightleftarrows H^+ + HCO_3^-$$

水　　二酸化炭素　　　炭酸　　　水素イオン　重炭酸イオン
　　　　　肺　　　　　　　　　　　　　　　　腎

図5　酸塩基平衡は呼吸と腎で調節（1）

- 肺（呼吸）は，酸塩基平衡のバランスが崩れたときに，腎臓よりも早く働きます．
- 肺（呼吸）による調節は，**呼吸回数によって調節**されます．

### 呼吸回数による恒常性の維持

身体の恒常性（酸塩基平衡）を維持するために，呼吸回数が変動します 図6．

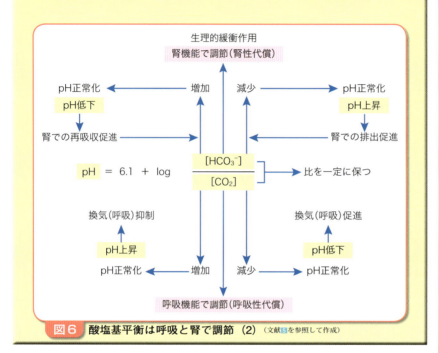

**図6** 酸塩基平衡は呼吸と腎で調節（2） （文献5を参照して作成）

[5] 安倍紀一郎 他：血液のpHを一定に保つしくみの基礎的知識．"関連図で理解する呼吸機能学と呼吸器疾患のしくみ"．日総研出版，pp98-100, 2009

- 何らかの原因で，酸塩基平衡のバランスが崩れるときに図5の作用はすぐに働きます．しかし，この作用は長続きしません．
- そのため，図6にあるように，肺機能と腎機能の生理的な緩衝作用[2]が働きます．
- 呼吸機能による緩衝作用は，すぐに働きます．よって，呼吸回数を測定し，その変化をとらえることは重要です 表4．

[2] 緩衝作用：
変化を和らげる作用．

### 表4 酸塩基平衡と呼吸回数，病態

| 病態 | 一次変化 | 代償 | 原因・病態 |
|---|---|---|---|
| 代謝性アシドーシス | [$HCO_3^-$]↓ | $pCO_2$↓<br>呼吸増 | ケトアシドーシス，尿毒症，腸管麻痺，下痢，膵胆管ドレナージ，消化管ドレナージ |
| 代謝性アルカローシス | [$HCO_3^-$]↑ | $pCO_2$↑<br>呼吸減 | 利尿薬使用，嘔吐，けいれん，不整脈，治療抵抗性高血圧，副腎腫瘍，肝硬変，飢餓，うっ血性心不全 |
| 呼吸性アシドーシス | $pCO_2$↑<br>呼吸減 | [$HCO_3^-$]↓ | 脳・肺・気道・呼吸筋・肋骨いずれか障害で換気が低下しPCO₂が上昇，低K血症 |
| 呼吸性アルカローシス | $pCO_2$↓<br>呼吸増 | [$HCO_3^-$]↑ | 過換気<br>高熱/敗血症，急性低酸素血症（肺炎，肺水腫，肺塞栓），髄膜炎，慢性の過換気は貧血，肝不全，脳血管障害 |

## SpO₂

- **SpO₂の数値は，呼吸回数と合わせて評価をします**　🔍 臨床知2
- SpO₂は，低酸素血症の早期発見や，安全な人工呼吸器管理や酸素療法の管理に役立ちます．SpO₂は，酸素化の指標になります．
- しかし，SpO₂の数値をうのみにすると，患者の異常の発見に遅れる場合があります．

### 臨床知2　SpO₂と呼吸回数は，合わせて評価する

SpO₂は，Hbに酸素が結合した割合です．貧血の人のSpO₂が正常値を示しても，酸素を運ぶHbが少ないと息苦しさを訴えるのは，酸素を運ぶHbが少ないためです．そのため，**呼吸回数を増加させ低酸素状態を代償**したり，補助呼吸筋を使用した呼吸様式を示します．

SpO₂の最高値は100％です．図7　表5 に示す通り，血液ガスデータでPaO₂が200 mmHgの患者の酸素化が半分に減って100 mmHgになってもSpO₂は100％に表示されるためです．

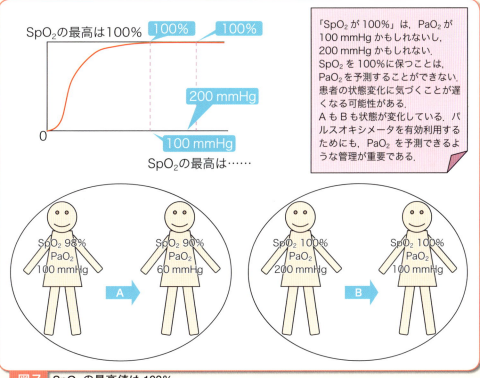

図7　SpO₂の最高値は100％

## 表5　$PaO_2$ と $SpO_2$

| $PaO_2$（mmHg） | 97 | 80 | 60 | 55 | 40 |
|---|---|---|---|---|---|
| $SpO_2$（%） | 98 | 95 | 90 | 88 | 75 |

ここで大切なのは，$PaO_2$ が 60 mmHg のときに，$SpO_2$ が 90％ということである．酸素療法開始時や低酸素血症と判断される $PaO_2$ は 60 mmHg である．また，$SpO_2$ が 95〜100％のときに $PaO_2$ はそれほど大きな変化はない．

---

### 事　例

AさんとBさん．どちらの患者さんに注意が必要でしょうか？　示している数値が「患者にとって適切か？」を考えてみましょう．

**Aさん**

　$O_2$ 2L ネーザル酸素投与中：RR＝22回．胸式呼吸．$SpO_2$＝96％

　安静度：院内フリーで売店でお買い物している．

　S「苦しくないです」

**Bさん**

　酸素投与なし：RR＝28回．腹式呼吸．$SpO_2$＝98％

　安静度：病棟内フリー，S「寝ていれば大丈夫です」

＊　　＊　　＊

答えはBさんです．頻呼吸で，寝ていれば大丈夫ということは，動くと息が苦しいということです．

---

### 参考文献

1）田中　肇：呼吸数が多いときは代謝にも注目するのはなぜ？　ICNR 4（4）：37-9，2017

2）武田　聡：「気道・呼吸」はどう評価する？〜基本のキ〜．ナーシング 38（1）：67-9，2018

3）金井理一郎 他：パルスオキシメーターの低酸素血症検出に関する信頼性の検討．日集中医誌 21：175-6，2014

4）Barker SJ et al：Pulse oximetry, Application and limitation. Int Anesthesiol Clin 25：155-75, 1987

I. 検査の意義と臨床判断

# 血圧測定の意義と臨床判断
~血圧はただの数字や波形という意味ではない，数字と波形を考えよう!!~

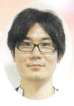

大阪府済生会中津病院
（集中ケア認定看護師）　半崎　隼人（はんざき　はやと）

## エビデンス & 臨床知

### エビデンス
- ☑ 臓器障害を予防するためには平均動脈血圧 65 mmHg が必要で，SOFA スコアでは平均血圧は 70 mmHg 以下で循環障害の重症度のポイントが加算される．
- ☑ ゼロ点は第 4 肋間と胸壁の真ん中の交差点で，位置のずれがないかを確認する．
- ☑ 観血的測定を行う場合は，合併症の注意とともに，波形の確認が必要である．

### 臨床知
- ☑ 敗血症などのショック時は血圧測定の報告を聞くときには，収縮期血圧・拡張期血圧から脈圧や平均血圧を考えるようにする．
- ☑ ゼロ点の位置が正しくないと血圧は正確に表示されない．心臓がトランスデューサより低ければ，血圧は低く出るし，心臓が高ければ，血圧も高くなる．
- ☑ 波形の異常は循環動態の異常だけでなく，固定やカテーテルのズレなどチューブやカテーテルに起因する問題も考えられる．

## はじめに

●血圧測定は，バイタルサインのなかでもとくに重要な項目として挙げられています．たとえば，「患者さんがレベル落ちました!!」「とりあえず血圧測って報告して~!!」「血圧 70 です」などの会話を聞いたことはありませんか？　この報告で大丈夫でしょうか？　血圧測定についてもう一度考えてみましょう．

## 血圧をもう一度考える

●心臓は血液を拍出することで，心臓自身以外にも脳や重要な各臓器に必要な酸素と栄養素を，そしてガス交換を終えて身体に不必要な二酸化炭素や老廃物を循環させています．そのために，血圧が低くなれば全身への血流量が少なくなるために，臓器への酸素不足（虚血）からの臓器障害が起こります．逆に血圧が高ければ血管や各臓器に負担をかけてしまい，血圧が

**著者プロフィール**（半崎隼人）
2004 年 大阪府済生会中津病院の救急・集中治療室へ入職，3 学会合同呼吸療法認定士取得，杏林大学医学部附属病院集中ケア認定看護師教育課程修了し，2010 年 集中ケア認定看護師取得，その後，院内 RST の立ち上げなどの活動を行う

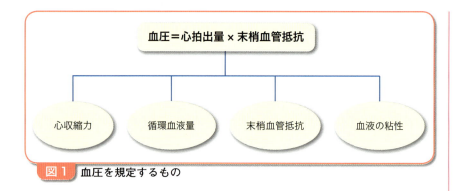

図1　血圧を規定するもの

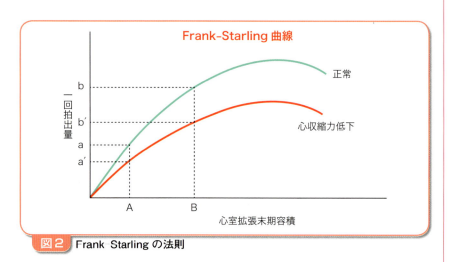

図2　Frank-Starlingの法則

高すぎても臓器障害を起こす可能性があります．
- 血圧は「心拍出量×末梢血管抵抗」であり，規定する因子としては，①心収縮力，②循環血液量，③末梢血管抵抗，④血液の粘性があります 図1 ．心拍出量は心臓から全身へと送り出す力であるために，心拍出量が落ちてしまえば血圧は下がってしまいます．また，この心拍出量は，前負荷，後負荷も関与しています．前負荷は心臓に戻ってくるときの圧力で静脈系のことを，後負荷は心臓から出ていった後の圧力で動脈系のことをいいます．心臓に戻ってくる静脈系である前負荷が低下した場合や，心臓を出た後の血管抵抗である後負荷が下がってしまえば血圧は低下します．Frank-Starlingの法則により，心臓の動きが問題なければ前負荷が増えて，心室拡張末期容積が増えても血圧は上昇することになります．しかし，低心機能であれば心拍出量の増加は少なく，そして負荷や容量が多くなりすぎると低下してしまいます 図2 ．

## ショックについて考えよう

- 血圧を測定することで収縮期血圧（systolic arterial pressure：SAP），拡張期血圧（diastolic arterial pressure：DAP），脈圧（pulse pressure：PP），平均血圧（mean arterial pressure：MAP）が測定されます．
- ショックになると血圧は低下し，各臓器や細胞の低酸素症から臓器障害を

起こしてしまいます．この臓器障害を起こさないようにするために，血圧は**平均動脈血圧 65 mmHg を維持**するように管理が必要となります．

## エビデンス 1

### 平均動脈血圧 65 mmHg を維持する

『日本版敗血症診療ガイドライン 2016』において，敗血症性ショックは「敗血症の中でも急性循環不全により死亡率が高い重症な状態」とされており，「輸液蘇生をしても平均動脈血圧 65 mmHg を保つのに血管収縮薬を必要とし，かつ血清乳酸値 2 mmol/L を超える病態」とされています[1]．

[1] 西田 修 他：「日本版敗血症診療ガイドライン 2016」 http://www.jaam.jp/html/info/2016/pdf/J-SSCG2016_ver2.pdf （2018.4 参照）

### 臨床知 1 — 収縮期血圧以外にも目を向ける

前述のとおり，血圧は平均動脈血圧を指標として管理されます．したがって，もし報告で収縮期血圧のみを伝えるのでは，平均血圧がわからないので不十分な報告です．収縮期血圧以外も考えることが重要です．なお，脳血流の維持ができなければ意識障害も出現するために，意識レベルの報告も合わせて行いましょう．

● また，カテーテルを挿入しての動脈血圧が行われていない場合では，臓器障害のスコアである SOFA スコアでは平均血圧 70 mmHg とされているために，これを指標にしてもよいと考えられます　表1．

### 表1　SOFA スコア

| スコア | 0 | 1 | 2 | 3 | 4 |
|---|---|---|---|---|---|
| 意識<br>Glasgow Coma Scale | 15 | 13〜14 | 10〜12 | 6〜9 | <6 |
| 呼吸<br>$PaO_2/F_IO_2$ （mmHg） | ≧400 | <400 | <300 | <200 および呼吸補助 | <100 および呼吸補助 |
| 循環 | 平均血圧≧70 mmHg | 平均血圧<70 mmHg | ドパミン>5 μg/kg/分あるいはドブタミンの併用 | ドパミン 5〜15 μg/kg/分あるいはノルアドレナリン≦0.1 μg/kg/分あるいはアドレナリン≦0.1 μg/kg/分 | ドパミン>15 μg/kg/分あるいはノルアドレナリン>0.1 μg/kg/分あるいはアドレナリン>0.1 μg/kg/分 |
| 肝<br>血漿ビリルビン値(mg/dL) | <1.2 | 1.2〜1.9 | 2.0〜5.9 | 6.0〜11.9 | ≧12.0 |
| 腎<br>血漿クレアチニン値<br>尿量（mL/日） | <1.2 | 1.2〜1.9 | 2.0〜3.4 | 3.5〜4.9<br><500 | ≧5.0<br><200 |
| 凝固<br>血小板数（$\times 10^3/\mu L$） | ≧150 | <150 | <100 | <50 | <20 |

## 非観血的測定

● 非観血的測定は，自動血圧計での測定や聴診による血圧測定，触診による測定があります．忙しい病棟では自動血圧計による測定を行いながら，症状の観察を行うことが多いと思います．自動血圧計は動脈の拍動をカフ圧が感知して測定するために，着ている服が分厚かったり，血圧を測定しているときに力を入れてしまったりなどがあると，正確に測定することができません．聴診による血圧測定では，血圧が低かったり，カテコラミンの投与により血管が収縮していたりすると，聴診がしっかりできないことがあります．また圧を早く落としすぎると誤差が生じてしまいます．また，これらの2つの測定法で誤差があるかないかの確認は必要です．触診による測定では，圧を触れて収縮期血圧は確認できますが，拡張期血圧はわかりません．

● 以上のことを理解して，正しく測定できる状態か，どのように血圧を測定するかを考えなければなりません．たとえば，聴診が聞こえにくい場合には聴診を行いながら触診で確認をし，誤差がないことを確認したりすることも一つの方法です．もちろん，これは自動血圧計であっても同様です．

## 緊急で血圧コントロールが必要な場合

● 急性心不全の場合，血圧の急激な上昇からの after load missmatch にて急性心不全を起こす場合があります．この場合には早期に対応しなければ，急性心不全からの急性呼吸不全により人工呼吸管理にまでなる可能性があります．それを防ぐためには収縮期血圧が重要となり，早期に血圧のコントロールを行い，心負荷を軽減することが大切です．そのために，まず収縮期血圧に注目し，注意することが必要です．

● 急性心不全での対応ではまず，クリニカルシナリオ（CS）によって心不全の管理がなされます 表2 ．このクリニカルシナリオは収縮期血圧が高い/通常/低いで分けられるために，これらの場合には拡張期血圧や平均血圧などは落ち着いてから考え，まず収縮期血圧がどうであるかが重要とな

[2] Mebazaa A et al：Practical recommendations for prehospital and early in hospital management of patients presenting with acute heart failure syndromes. Crit Care Med 36：S129-39, 2008

[3] 日本循環器学会 他："日本循環器学会/日本心不全学会合同ガイドライン 急性・慢性心不全診療ガイドライン（2017年改訂版）". p75, 2018

### 表2 急性心不全患者の管理（クリニカルシナリオ）

| 分類 | CS 分類 | | | | |
|---|---|---|---|---|---|
| 分類 | CS 1 | CS 2 | CS 3 | CS 4 | CS 5 |
| 主病態 | 肺水腫 | 全身性浮腫 | 低灌流 | 急性冠症候群 | 右心機能不全 |
| 収縮期血圧 | >140 mmHg | 100〜140 mmHg | <100 mmHg | ー | ー |
| 病態生理 | ●充満圧上昇による急性発症 ●血管性要因が関与 ●全身性浮腫は軽度 ●体液量が正常または低下している場合もある | ●慢性の充満圧/静脈圧/肺動脈圧上昇による緩徐な発症 ●臓器障害/腎・肝障害/貧血/低アルブミン血症 ●肺水腫は軽度 | ●発症様式は急性あるいは緩徐 ●全身性浮腫/肺水腫は軽度 ●低血圧/ショックの有無により2つの病型あり | ●急性心不全の症状・徴候 ●トロポニン単独の上昇ではCS 4に分類しない | ●発症様式は急性あるいは緩徐 ●肺水腫なし ●右室機能障害 ●全身的静脈うっ血徴候 |

（文献[2][3]を参照して作成）

ります．クリニカルシナリオは救急室などでの初期対応を目的として提唱されているために，安定した状態の心不全ではこの限りではありません．また，after load missmatch の心不全には利尿，非侵襲的陽圧換気，降圧を行うために，収縮期血圧が下がりすぎないようにしなければなりません．そのために，血圧の変動を定期的に確認することが重要となります．

## 観血的測定

- 観血的測定とは動脈へカテーテルを挿入し，連続的に圧を測定する方法です．これにより，血圧が連続的に数字化される以外にも，圧ラインの波形となり，可視化での評価が可能となり，また動脈血の採血もできるようになります．しかし，この数字や波形が正しいかの評価もする必要があります．

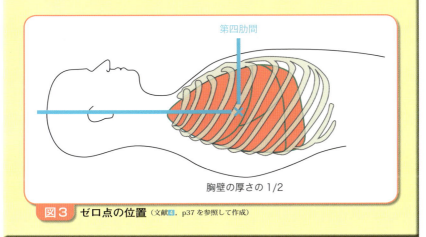

**ゼロ点の位置**

実際に動脈圧ラインは心臓の高さであるゼロ点をトランスデューサと合わせて血圧を測定しています．そのために，そのゼロ点が正しくなければ血圧は正しく表すことができません．ゼロ点は第4肋間と胸壁の真ん中の交差点を指します 図3 ．

図3 ゼロ点の位置 （文献4，p37を参照して作成）

4 Fawcett JAD et al: "QUICK GUIDE to Cardiopulmonary Care". エドワーズライフサイエンス, 2015

**臨床知 2　測定される血圧はゼロ点の位置に左右される**

心臓がトランスデューサより低ければ，血圧は低く出ますし，心臓が高ければ，血圧も高くなります．そのために，体位がどうなっているのか，ゼロ点位置が正しいかを確認し，間違っていれば位置の校正を行い確認しなければなりません．これは体位によっても同様であり，仰臥位で位置合わせを行っていた状態でも，ギャッチアップや坐位によって血圧が正しく測定されなくなります 図4 ．動脈圧波形を確認することで評価できることがあります．

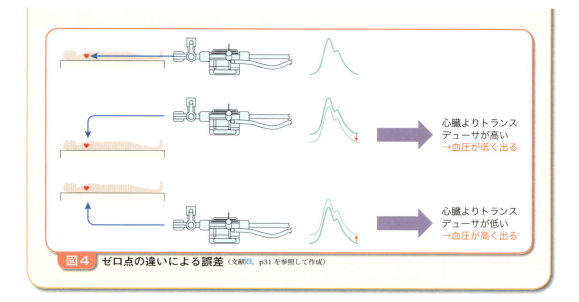

図4 ゼロ点の違いによる誤差 (文献4, p31を参照して作成)

### ディクロティックノッチの確認

波形も大きな山があり，その次に小山のディクロティックノッチ（dicrotic notch；重複切痕）があるかを確認しなければなりません．ディクロティックノッチは大動脈弁が閉鎖することで作られます 図5 ．

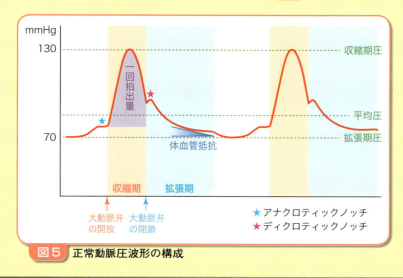

図5 正常動脈圧波形の構成

**臨床知 3**

### ヒューマンエラーの可能性も疑う

波形の異常は疾患の悪化だけでみられるものではありません．そのほかに，機械の異常だけでなく，不十分な固定やカテーテルのズレ，わきもれ，チューブやカテーテルトラブルなどの問題も考えられます．

- 波形の異常は，敗血症や大動脈弁疾患などでみられます．敗血症では血管拡張によるショックを起こしている場合には，血管抵抗が低下するためにディクロティックノッチがみられなくなり，呼吸性変動による波形の波が出てくることがあります．
- また，動脈圧波形の立ち上がりは心収縮力の指標となり，収縮期の波形下面積から一回拍出量が予想できます．これらのことを考えて，波形に異常がないか，最近数日間との変化はないかの確認をする必要があります．
- 人工呼吸器装着中であれば，動脈圧波形のゆらぎで循環血液量の減少からの輸液反応性があるかを考えることができます．人工呼吸時には陽圧換気時（人工呼吸の吸気）に血圧が高くなり，呼気時に血圧の低下がみられ，波形が波がたにゆらぐことがあります 図6 ．これは胸腔圧が陽圧になることで肺から左房への血液流出が増加するために心拍出量が増加するためで，これを確認できたときは，静脈還流の低下からの循環器血液量の減少から輸液反応性があると考えられるために，IN-OUT バランスなどを確認することにつながります．
- また異常波形にはカテーテルが折れ曲がったり，抜けかかってくることでみられるなまりの波形や，血管抵抗が高い状態やルートが長過ぎることによってみられるオーバーシュートなどがあると，数値の誤差や波形の評価ができなくなるために，血圧の数値だけでの評価ではなく，このように波形の評価も必須となります 図7 ．
- これらのように動脈圧波形を確認することで，さまざま情報が得られることになります．しかし，カテーテルを挿入し動脈圧を測定することは，侵襲的な処置であり，合併症としても痛み，出血，抜去後の仮性動脈瘤の形成などもあり，また安静や活動制限がかかる可能性も高いです．そのために，必要がなくなれば早期に抜去を考えることも重要です．

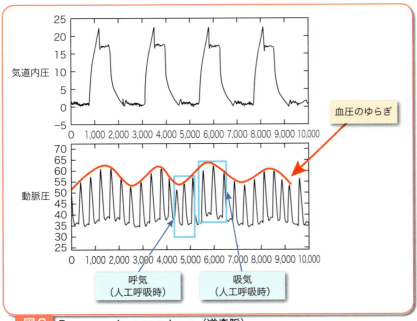

図6　Reverse pulsus paradoxus（逆奇脈）
人工呼吸器の陽圧換気（吸気）時に血圧が上がり，呼気時に血圧が下がる，そのためにゆらぎがみられる．

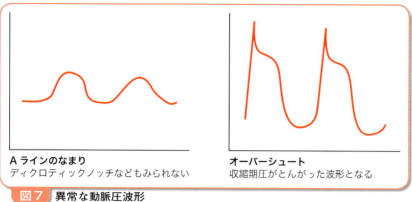

**Aラインのなまり**
ディクロティックノッチなどもみられない

**オーバーシュート**
収縮期圧がとんがった波形となる

**図7** 異常な動脈圧波形

## 血圧を考える前に，もう一度考えること

- 救急室や緊急入院した場合には，とくにもともとの内服管理がどのようになっているかの確認が重要となります．そのときの血圧が高いというだけで降圧を行うことで，各臓器の血流量の低下だけでなく，脳の血流不足でのふらつきや失神を起こす可能性もあります．通常，飲んでいる降圧薬を検査などで止めているのか，飲んでいないのかなどはまず薬を使う前に確認するべきことです．

- ICUなどの集中治療室ではとくに，血圧などの数値や採血データに注目しすぎてしまうこともあります．血圧が高い，低いなどを考えることはもちろん重要ですが，まず患者がどうなっているかを確認することが最重要になります．機械などで出ている数字はあくまで数字です．それが正しいものかも確認するために患者をみる必要があります．血圧の変動因子には痛み，呼吸困難，不安，怒りなどの苦痛症状だけでなく，精神的な症状も要因として挙げられます．もちろん，これは人工呼吸器などを装着している患者でも同様です．患者の訴えを全身で観察する必要があります．そして，血圧の確認とともに，血圧を変動させる原因がないかを患者から見つけ出すことが必要です．そのためにも，毎日の患者を見て考えるフィジカルアセスメントのスキルアップをしていくことも重要となります．

### 参考文献
1）鈴木崇生：動脈圧モニター．救急医学 40（1）：35-8, 2016
2）日本高血圧学会高血圧治療ガイドライン作成委員会 編："高血圧治療ガイドライン 2014"．日本高血圧学会，2014

Ⅰ. 検査の意義と臨床判断

# 脈拍測定の意義と臨床判断
~明日からの身体評価に活かす！ 実践型脈拍測定~

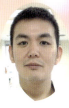

新行橋病院 ICU
（主任, 集中ケア認定看護師）
本田 稔（ほんだ みのる）

## エビデンス & 臨床知

### エビデンス
- ☑ 高心拍は中長期的予後の悪化や心疾患患者の入院時心血管イベントのおそれがある.
- ☑ 不整脈は種類によって注意点や対応が異なるため, 同定し適切に管理する.
- ☑ 心房細動と入院時情報から, 脳梗塞発症リスクを予測できる.

### 臨床知
- ☑ 脈拍数だけではなく, 症状や身体所見を統合して病態を把握する.
- ☑ 基準値範囲内でも生命の危機的状態を否定できないこともあり, アセスメントが重要.
- ☑ 脈拍は身体侵襲や負荷をいち早く察知し, 病態を把握するための指標の一つである.
- ☑ 重篤な不整脈とは, 症状・身体所見, バイタルサインの異常をみとめる状態である.
- ☑ 安定している不整脈でも, 原因となっている病態を考える.

## 脈拍測定の意義

● 脈拍測定は心臓が毎分何回拍動しているか, 拍出された血液が末梢に流れている様を確認するバイタルサイン測定の一つです. この技術は, 脈拍の性状（多少, 大小, 立ち上がり速度）や左右差, 不整脈の有無を明らかにし, 心拍出量や血管抵抗, 酸素需給のミスマッチをアセスメントする判断材料になります. さらに, 測定することで皮膚の性状（湿潤・乾燥・冷感）が確認でき, また体温を推測することもできます.

## 測定方法

● 脈拍測定には末梢の動脈を用いることが多いです. 通常, 5分間安静にした状態で30秒以上測定することで脈拍数の信頼性は高くなります. 状況によりますが, 緊急の場合, 10秒×6もしくは15秒×4で代替が可能で

---

**著者プロフィール**（本田 稔）
1999年 新行橋病院に入職. 内科・循環器科・泌尿器科病棟, 消化器外科病棟, 整形外科病棟, 救急外来を経て現職
2012年 集中ケア認定看護師の資格取得
病態生理学を知れば知るほど, 経験を積めば積むほどバイタルサインの重要性と奥深さに気づかされます. 測定しただけの「ただの数字」に意味をもたせることがアセスメントの極意であり, 看護師の醍醐味なのではないかと思っています. モットーは「仕事も遊びも全力で」

す．不整脈検知の信頼性が低下しますが，脈拍は安静時でさえ自然変動する[1]といわれており，10回/分程度の誤差で病態把握が困難になることは考えにくいと思います．とくに，**緊急時は脈拍の数値だけで病態を判断することはなく，症状や身体所見，その他のパラメータを参考に統合的に病態を把握する**ようにしましょう．🔍 **臨床知1**

● 現在，測定方法に関しては看護学テキストにおいても統一されていません．その原因は測定方法における誤差が臨床的に大きな影響を与えないからではないかと考えられます．近年では，手指を用いて測定する看護師や30秒および60秒測定をする看護師は年々減少している傾向であり，パルスオキシメータを使用している看護師が増加している[2]ようです．

[1] 小林宏光 他：脈拍測定の正確さと測定時間との関係．日看研会誌 32(1)：131-6, 2009
エビデンスレベル 2a

[2] 伊藤美奈子 他：看護師が行うバイタルサイン測定の実態―2012年と2001年調査の比較を踏まえた考察―．聖路加看会誌 19(1):27-35, 2015
エビデンスレベル 4

**臨床知1**

### 脈拍の測定値の信頼性が低い場合

パルスオキシメータを使用して脈拍を測定するときには，一時的に測定できますが，数値検出に時間がかかり信号信頼性が低い場合もあります．測定が困難な理由は，体動や機器の問題，マニキュアが塗られているなどさまざまですが，末梢循環不全が原因であることが多いです．

循環不全の原因もさまざまであり，寒冷曝露により血管収縮している場合や血圧測定で駆血状態であることもあります．そのなかには，一過性の不整脈や末梢循環を維持できない状態（いわゆるショックの状態）も含まれます．そのような場合は，手指を用いて測定してみましょう．数字以外の重要な所見に気づけるはずです．

## 基準値

● 基準値はおよそ60～85回/分です．100回/分以上を頻脈（頻拍），60回/分未満を徐脈（徐拍）[3]〜[5]といいます．「疫学的に健康な成人がその範囲にあることが多い」という意味です．基準値を逸脱した場合，緊急を要するような致命的な病態につながることもありますが，基準値の逸脱自体が，いつも生命を脅かすわけではありません．注意しておきたいことは，**基準値範囲内だからといって生命の危機的状況ではないといえない**ということです．前述したように，緊急性は統合的に判断する必要があります．つまり，アセスメントすることが大切ということになります．

[3] 山田京志：徐拍・頻拍．日内会誌 100(10)：3079-83, 2011
エビデンスレベル 6

[4] 赤塚宣治 他監："病気がみえる vol.2 循環器疾患"．メディックメディア, p18, 2003

[5] 落合慈之 監："循環器疾患ビジュアルブック"．学研メディカル秀潤社, p162, 2010

## 心拍出量の予想

● 脈拍測定に際しては，脈の触れの強さによって心拍出量の多寡や末梢血管抵抗の強弱を推測することができます．また，脈拍触知の可/不可で血圧の類推もできます．まず，心拍出量を推測する場合は，動脈圧波形と血圧の規定因子をイメージしてみましょう **図1**．

● 脈圧が高いものを大脈といいます．これは，速脈をともない血圧も大きいことが予想されます．脈の速さは左心室から流出する血液の量と勢いを表しています．大動脈弁狭窄症では，流出路の狭窄があるため，流出量は減

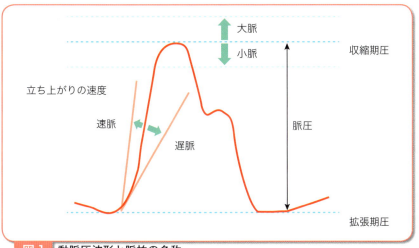

図1 動脈圧波形と脈拍の名称

表1 異常な脈拍

| 分類 | 脈の名称と特徴 | 原因 |
|---|---|---|
| 脈の大小 | 大脈（pulsus magnus）：脈圧の大きいもの | 大動脈閉鎖不全症<br>動脈管開存<br>動脈硬化症　など |
| | 小脈（pulsus parvus）：脈圧の小さいもの | 大動脈弁狭窄症<br>心不全　など |
| | 交互脈（alternating pulse）：大小の脈が交互にみられるもの | 重症心不全　など |
| | 奇脈（paradoxical pulse）：吸気時に脈拍が小さくなるもの | 心タンポナーデ<br>慢性収縮性心膜炎<br>拘束型心筋症<br>右室梗塞<br>肺疾患　など |
| 脈の遅速 | 速脈（pulsus celer）：立ち上がりが急で大きく，急速に小さくなるもの，大脈にともなう | 大動脈弁閉鎖不全症<br>動脈管開存<br>甲状腺機能亢進症<br>重症貧血　など |
| | 遅脈（pulsus tardus）：立ち上がりが遅く，消退もゆっくりのもの，小脈にともなう | 大動脈弁狭窄症<br>など |

（文献6より引用）

少し，脈圧は小さく，立ち上がり速度は遅く（小脈・遅脈）なります．大動脈弁閉鎖不全症では，左心室拡張期には左心房からの流入に加え，大動脈からの逆流も起こります．そのため，左心室の血液容量負荷が起こり収縮期の拍出量は多く，勢いも強い（大脈・速脈）となるのです　表1 [6]．

● 注意点は，強い，弱いは測定者の感度に依存するため，経験が少ない方は相対的な判断ができないことです．このことから，脈拍測定で手指を使って測定することの意義が見いだせると思います．血圧に問題がない（ある）患者，心血管系に基礎疾患がない（ある）患者の脈拍触知の感覚を思い出

[6] 落合慈之 監："循環器疾患ビジュアルブック"．学研メディカル秀潤社, p21, 2010

せるように，日常的に手指を用いて脈拍測定経験を積みましょう．

● 末梢血管抵抗の強弱を推測することに関して，**式1**を見てみましょう．

---

**式1：血圧の規定因子**

$$BP＝SV×HR×SVR（TPR）$$

血圧＝一回拍出量×脈拍×体血管抵抗（全末梢血管抵抗）

---

● 血圧は一回拍出量と心拍数，末梢血管抵抗の積で表されます．末梢血管抵抗は炎症反応による血管透過性亢進により低下し，交感（副交感）神経緊張や血管作動薬によって変動します．ここで，拍出量と心拍数が一定であるならば，脈拍の振れは末梢血管抵抗と相関することになります．とくに，拍出量がモニタリングできる環境下では，脈拍の触れの強弱（血圧の変動）が，拍出量変動によるものなのか，脈拍変動によるものなのか，末梢血管抵抗変化によるものなのかアセスメントする所見となりえます．たとえば，血管容量が低下し心拍出量が低下した場合，脈拍増高や末梢血管抵抗が増大し代償します（**式2**参照）．

---

**式2：代償機転がどうはたらくのか**

$$BP＝SV \downarrow\downarrow ×HR \uparrow ×SVR \uparrow$$

一回拍出量が低下しても，交感神経の代償機転により
脈拍と末梢血管抵抗が増大し，血圧は維持される．

---

● この際，ふだんと脈拍触知の強さがどう変わっているのか，交感神経緊張のサイン（発汗や冷感，顔色不良など）があるのかなどが，循環動態を把握するうえで重要な観察項目となります．血圧の推測に関しては，脈拍触知部位での触れの有無で判断します．**橈骨動脈で脈拍が触れなければ収縮期血圧は 80 mmHg 以下，鼠径動脈で触れなければ 70 mmHg 以下，頸動脈で触れなければ 60 mmHg 以下**といわれています．そのため，脈拍触知不能であれば，血圧測定をする前に緊急時対応を起動しなくてはいけません．

## 酸素需給バランスの予想

● 脈拍の変動で考えるべきことは，器質的な問題（虚血性心疾患や心臓の異所性刺激，リエントリ，伝導路の異常など）や生理学的異常による不整脈（後述）です．そのほかに代償すべき交感神経の賦活が起きている（身体が脈拍を上げなければ生命維持に支障をきたす事態が生じている）ことも考えましょう．これは，体温が上昇しているからかもしれないし，痛みや呼吸困難などの苦痛があるからかもしれないし，痒みやだるさなどの不快があるからかもしれません．また，甲状腺機能亢進や薬剤の影響，精神的動揺などもあるかもしれません．これら二次的な問題を考えることで，**脈拍は身体侵襲や負荷をいち早く察知し，病態を把握するための指標の一つとなりえる**のです．

● しかしながら，脈拍の変動には多数の因子が交絡しており，その数値の解

釈には十分な注意が必要です．通常，身体負荷時には酸素消費量の増大により代償的脈拍増高をきたします．ところが，β遮断薬内服中の患者や洞不全症候群，ペースメーカ植え込み，代謝機能低下，免疫機能低下，甲状腺機能低下症などを有する患者では，脈拍増高が見込めないことがあるのです．この場合，脈拍代償ができずに血行動態が破綻することがあります．これを相対的（機能的）徐脈といいます．つまり，上記の患者では，基準値であっても異常に気づかず病態悪化している可能性があり，注意が必要となります．

## 中長期的予後

- 心拍数は，中長期的な予後との関連性も明らかになっています．

### エビデンス1

#### 高心拍の危険性

疫学的には，高心拍と死亡率には正の相関があります[7]．とくに，空腹時インスリン値，血糖値，総コレステロール値，BMI，中性脂肪，ヘマトクリットなどのメタボリック症候群の項目と関連します．このことから，生活習慣病発症や動脈硬化のリスク因子としても評価することができます．そのため，関連項目と心拍数の経過を追っていくことが発症予防につながる可能性を示唆しています．

[7] Reunanen A et al：Heart rate and mortality. J Intern Med 247：231-9, 2000
エビデンスレベル 2a

- 血圧に関しては高心拍であるほど，正常血圧範囲から高血圧に移行する可能性も高いことがわかっています．高血圧を合併した場合，高心拍の患者はさらに心血管による死亡リスクが高まります．虚血性心疾患や心不全患者においては，もっとも注意が必要となります．高心拍は粥腫破裂の誘因となる[8]ことがわかっており，不安定狭心症や残存狭窄のある患者の心筋梗塞発症に関与する可能性があります．心不全患者では，心血管死亡率，再入院率，冠血行再建との相関[9]が明らかとなっています．また，虚血性心疾患や心筋梗塞後の患者において虚血部位の拡大に関与し，心不全にある患者の予後を悪化させることがわかっています．
- 入院時は患者情報を注意深く収集し，危険を予測しておきましょう．それと同時に，併存症を管理することが大切になってきます．
- 入院中は，疾患の身体的な影響や侵襲的な検査・処置があり，患者にとってはたいへんストレスフルな環境におかれています．交感神経が緊張している状況下では，脈拍や血圧は高くなります．痛みの管理や不安の軽減，入眠環境の調整，安楽な介入に関する工夫など，副交感神経に働きかけた看護師の「いつものケア」が入院中の心血管死亡リスク低減につながるのではないかと考えられます．
- また，冠動脈疾患をもつ患者に，β遮断薬を使用し脈拍数減少を試みた場合，心血管死亡率が低下することが知られています．このことからも，服薬により高心拍患者を適切に管理することの重要性がわかると思います．

[8] Heidland UE et al：Left ventricular muscle mass and elevated heart rate are associated with coronary plaque disruption. Circulation 104：1477-82, 2001
エビデンスレベル 2b

[9] Fox K et al：Heart rate as a prognostic risk factor in patients with coronary artery disease and left-ventricular systolic dysfunction (BEAUTIFUL)：a subgroup analysis of a randomised controlled trial. Lancet 376：875-85, 2008
エビデンスレベル 1b

- 説明を行う看護師が根拠を理解し，食事や運動，服薬に関する生活習慣の指導を行うことも，中長期的な視点で健康増進を図るうえで重要になってきます．その際は，患者とともに家族にも説明を行うように調整をしましょう．

## 不整脈の種類

- 不整脈には脈拍数の異常のほかに，期外収縮（異所性興奮やリエントリ，撃鉄反射など），補充収縮（ペースメーカの異常や伝導路障害）があります．そして，不整が起きている部位（心房性，上室性，心室性）によっても注意すべき点が異なります．これらの不整脈は，波形が確認できない状況下では「脈が不整」としか認識できません．
- 期外収縮とは，一定の調律から外れた早期の収縮のことです．頻出しているときには，その他の頻脈性不整脈との鑑別が必要になります．頻脈発作につながることがあります．
- 補充収縮とは，一定の調律から外れた遅発性の収縮のことです．上位のペースメーカの異常や伝導の異常により生じ，下位のペースメーカが働いた証拠です．重篤な致死的徐脈性不整脈の前駆症状かもしれません．心房性不整脈の代表は心房細動であり，心房の小刻みな収縮を表しています．生理的な収縮とは異なるため，心房内で血液の乱流や停滞が生じ血栓が形成されやすくなります．そのため，脳梗塞やその他の血栓塞栓症リスクが高まります．また，心房収縮は心室拡張期末期容量・圧に関係しており，心拍出量の減少をきたします．心機能低下をみとめる患者の場合，わずかな拍出量の減少が循環動態の破綻につながる危険性があります．
- 上室性不整脈とは，心房を含む房室接合部付近の異常によって発生する不整脈の総称です．重篤な頻脈発作につながることもあり，注意深い観察が必要になります．心室性不整脈の代表は心室頻拍です．発症早期には脈が触れる（血液の拍出をみとめる）こともあります．しかしながら，循環動態は破綻することが多く，持続するようであれば迅速な対応が必要となります．何らかの虚血性心疾患や電解質異常，薬剤が関連することが多く見受けられます．原因が明らかにならないときは，突然死の可能性が高いです．

## 不整脈の症状

- 脈拍は速くなればなるほど左室充填時間が短縮し，心拍出量が減少します．心機能や病態にもよりますが，150 bpm を超えてくると循環が破綻し，臓器血流の低下をともなうようになるとさまざまな症状を呈します．嘔気・嘔吐を含む腹部症状を呈することもあります．また，冠動脈血流は拡張期時間と拡張期圧が規定因子であり，頻脈になると拡張時間が短縮し，冠血流量が減少します．そのため，虚血性心疾患の発症や心不全の悪化などの胸部症状を生じることもあります．
- 一方で，脈拍は遅くなればなるほど身体の酸素需要を満たすことができなくなります．高齢者の洞結節の生理的機能低下やスポーツ心臓のように元

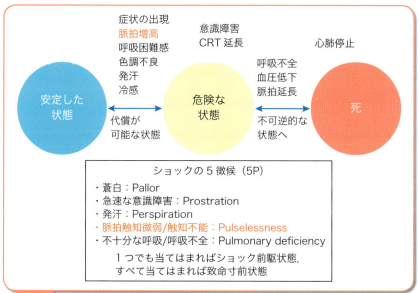

**図2** 循環不良時の経過と徴候

来の脈拍数が遅い患者もいますが，概ね症状を呈する徐脈では 50 bpm を下回ります．脳の血流低下から意識障害，倦怠感，疲労感を中心とした症状を呈し，腹部・胸部症状もみられます．頻脈・徐脈に共通していえることは，循環血液量が低下すると代償として交感神経が賦活します．その結果，種々のストレスホルモンが放出され，アセチルコリンが汗腺受容体を刺激し，全身に発汗します．アドレナリンの働きにより末梢血管は収縮し冷感を生じます（蒼白）．脈拍は増高しますが，循環血液量が減少しているため脈拍触知が弱くなります（脈拍触知微弱/触知不能）．脳への血流が低下するとめまいや意識低下が起こり，ついには意識消失をきたします（虚脱/急速な意識障害）．

- このように，不整脈にともなう意識消失のことをアダムス・ストークス発作といいます．呼吸中枢が刺激を受けて頻呼吸となり，多くの場合は酸素需要が増すため血中の酸素分圧が低下します（不十分な呼吸/呼吸不全）．これらは，ショックの5徴候に当てはまります．一つでも当てはまれば，重篤な状態に近づいていると認識しましょう 図2 ．

## 種々の不整脈における対応

- 不整脈は循環破綻をひき起こし，さらに重篤な不整脈をひき起こすこともあるため，適切な対応が必要となります．そのため，病棟や外来，病院前で心電図モニタリングができない状況下では，整脈/不整脈なのかは重要な身体所見となります．発症時期を明らかにするためにも不整脈の有無は毎日記録に残しましょう．脈拍が規則的であっても基準値を逸脱した場合，症状や身体所見を有する頻脈型（もしくは徐脈型）不整脈であれば**注意を要します**．

**臨床知 2**

### 重篤な場合の対応

重篤な場合（症状・身体所見の異常をみとめるか，バイタルサインの異常をみとめる場合）は，不整脈の種類を同定するため，すみやかに医師に報告し，可能であれば12誘導心電図を測定しましょう．場合によっては，迅速かつ適切な対応が要求されます 図3 ．

モニタリングができる状況下では，新規発症の波形の確認を行い記録に残しましょう．QRS幅が狭い場合，心房性か上室性由来の不整脈であり，QRS幅が広い場合は心室性由来であることが多いです．既往症に心疾患がある患者では，もともとQRS幅が広いこともあり上室性由来の不整脈か心室性由来の不整脈か鑑別が必要になります．波形を見るときには，基礎疾患を確認し，前回の検査や記録があればQRS幅を確認しましょう．また，重篤な不整脈が起こる危険性がある疾患をもつ患者を受けもつ際は，緊急処置が行えるように除細動やAEDの準備を怠らないようにしましょう．

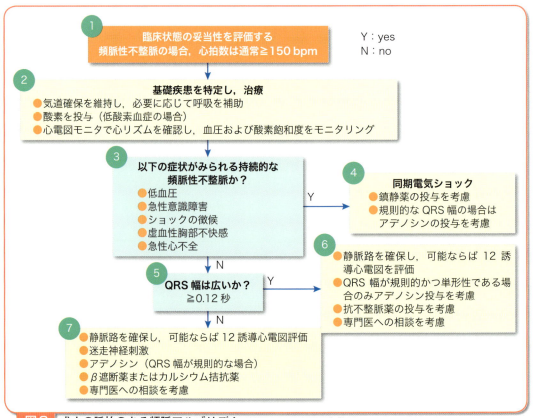

**図3** 成人の脈拍のある頻脈アルゴリズム（文献10, p133を参照して作成）

- 不整脈は早期に対応をしなければ，難治性になる可能性もあります．急変を想定しながら対応できるような訓練をしていることが望ましいです．準備9割，実行1割の感覚をもちましょう．「備えあれば憂いなし」です．そして，不整脈の対応で忘れてはならないことが原因検索です．
- たとえば，齲歯の患者が歯痛で悩んでいるとき，鎮痛薬を使用することで

[10] AHA："ACLSプロバイダーマニュアル2015"．シナジー，2017

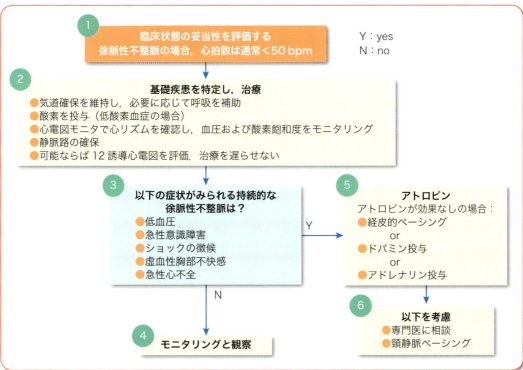

図4 成人の脈拍のある徐脈アルゴリズム（文献10, p123を参照して作成）

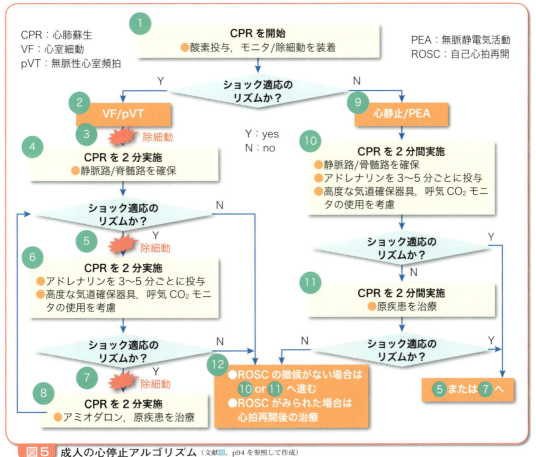

図5 成人の心停止アルゴリズム（文献10, p94を参照して作成）

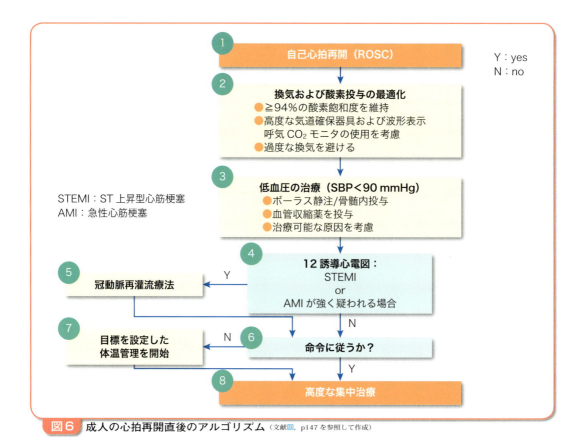

**図6** 成人の心拍再開直後のアルゴリズム（文献10, p147を参照して作成）

問題が解決しないのは理解できると思います．不整脈を止めることは歯痛を止めることと同義です．原因に介入ができなければ，再び発生する可能性があります．これは，重篤な不整脈だけに言及していることではありません．症状のない心房細動や頻脈に対応することでも同様のことがいえます．**不整脈自体が命を脅かすことはないかもしれませんが，その原因となっている病態を無視して経過観察をすることは避けなければなりません．**「木（不整脈）を見て森（原因）を見ない」ことがないようにしましょう．

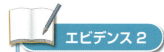

### CHADS₂ スコア

心房細動が脳梗塞発症の危険性があることは前述しました．その発生率を予測し，数値化できるスケールを紹介します．チェックする6項目の頭文字をとりCHADS₂スコアといいます　表2．
0点では年間脳梗塞発生率1.9％，6点では18.2％まで危険性が上昇します[1]．2点以上では医学的介入（ワーファリン）が妥当といわれています．看護師としては，毎日の観察項目に神経学的所見を追加する，術後抗血小板薬の再開忘れや投与忘れのチェックや医師への声掛けを行う，投与開始後の転倒防止策をリハビリスタッフと協議する，血液凝固能検査の経過を追うなどが望まれます．このように，スケー

[1] Gage BF et al : Validation of clinical classification schemes for predicting stroke. JAMA 285：2864-70, 2001
エビデンスレベル 1b

ルを活用してチームで危険因子を共有することも大切な合併症予防策や安全対策といえるでしょう．

**表2** CHADS₂スコア

| CHADS₂危険基準 | スコア |
|---|---|
| C：Congestive Heart Failure<br>うっ血性心不全 | 1 |
| H：Hypertension<br>高血圧 | 1 |
| A：Age<br>年齢（75歳以上） | 1 |
| D：Diabetes Mellitus<br>糖尿病 | 1 |
| S：Stroke/TIA<br>脳梗塞／一過性脳虚血発作の既往 | 2 |

| CHADS₂スコア | 脳卒中発生率/年 |
|---|---|
| 0 | 1.9% |
| 1 | 2.8% |
| 2 | 4.0% |
| 3 | 5.9% |
| 4 | 8.5% |
| 5 | 12.5% |
| 6 | 18.2% |

---

**新刊！**

ISBN978-4-88378-664-0

## Dr.石松の 急変対応がスッキリわかる本
―病態の理解からドクターコールまで―

石松 伸一　聖路加国際病院 副院長／救急部 部長

急変を防ぐためには、予測と観察が重要です。本書は臨床で遭遇する「意識障害」「呼吸苦」「ショック」など7つの場面での対応をやさしくまとめました。

B判・カラー／120頁　定価（本体2,400円＋税）

**主な目次**

**Part1　急変のキホン**
急変とは何か
急変時のABCD
ドクターコールのコツ
チームで行う急変対応

**Part2　症状別にみる急変対応**
意識障害① 原因と意識レベルの判定方法
意識障害② 意識障害を引き起こす頭蓋内病変
呼吸苦（呼吸困難と呼吸不全）
ショック
アナフィラキシーショック
けいれん
腹痛
転倒・転落

**Part3　急変後の対応**
復習，急変時のABCD
急変後に対応すること

**総合医学社**　〒101-0061　東京都千代田区神田三崎町1-1-4
TEL 03(3219)2920　FAX 03(3219)0410　http://www.sogo-igaku.co.jp

I. 検査の意義と臨床判断

# 体温測定の意義と臨床判断
## ～低体温と高体温　あなたは自信をもって体温管理できますか？～

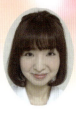

済生会八幡総合病院
（集中ケア認定看護師）　月俣 夏織（つきまた かおり）

## エビデンス & 臨床知

**エビデンス**
- ☑ 体温調節中枢は視床下部にあり，セットポイントという基準値をもとに，体温を一定に保っている．
- ☑ 発熱は生体防御反応の一つである．

**臨床知**
- ☑ クーリングの選択は，うつ熱や解熱期での使用，患者の安楽に対しての使用が望ましい．
- ☑ 体温管理では，体温を正常範囲内に戻すことが重要なのではなく，体温異常の原因を探り，原因に対しての治療やケアを行うことが重要．

## はじめに

- 臨床現場において，体温測定は毎日欠かさず行う看護技術の一つです．患者に触れて，最初に感じるのも体温かもしれません．
- 昨今では，臨床の現場でも，発熱のメリットや解熱薬使用の必要性の有無について，さまざまな議論がなされています．体温は，代表的なバイタルサインである，意識，血圧，脈拍，呼吸と比較し，生命の危機的徴候に直結しにくいものではありますが，高体温では，多くの場合に感染を示唆する重要な徴候，低体温では生命の危機的徴候に直結しやすいと考えられます．体温管理では，体温を正常範囲内に戻すことが重要なのではなく，体温異常の原因を探り，原因に対しての治療やケアを行うことが重要になります．

## 体温調節のしくみとセットポイント

- 私たちは，環境や外気温にかかわらず，ほぼ一定の体温に維持する機能をもっています．体温調節中枢は視床下部にあり，セットポイント 図1 と

**著者プロフィール**（月俣夏織）
2003年に福岡県済生会八幡総合病院ICUに入職．2013年に集中ケア認定看護師の資格を取得．呼吸・循環・脳神経を中心としたフィジカルアセスメントの研修講師や執筆活動をはじめ，地域貢献の一環として九州クリティカルケア研究会の役員を担い，研修会開催・運営を行っている．また，法的脳死判定・脳死下臓器提供の院内コーディネーターとしても活躍，院外での講演も行っている

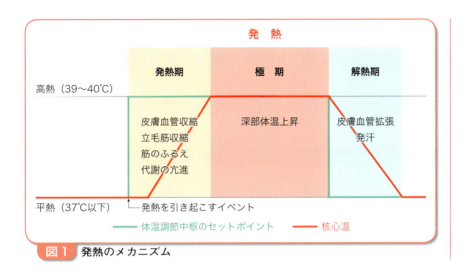

図1 発熱のメカニズム

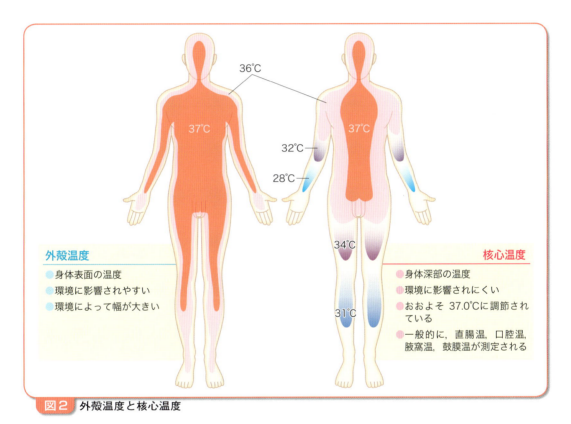

図2 外殻温度と核心温度

いう基準値をもとに、熱産生や熱放散を行い、体温を一定に保つように指令を出しています。生体は、おおよそ37.0℃にコントロールされています。このセットポイントがバランスを崩すと、高体温や低体温といった体温異常をひき起こします。

## 体温の分布

- 体温は環境との関係で2つに大別されます 図2．

> 外殻温度（表面温度）:
> 　環境などの影響により変化しやすい外層部の温度
> 核心温度（中枢温度）:
> 　環境による末梢部の温度変化の影響を受けにくい身体深部の温度

## 高体温（hyperthermia）

### 外因性発熱物質と内因性発熱物質

- 外因性発熱物質は，細菌の毒素のように身体の外から侵入する物質で，病原菌毒素でグラム陰性桿菌のリポ多糖類やグラム陽性細菌毒素などがあります．そのほかには薬物アレルギー，不適合輸血なども挙げられます．
- 内因性発熱物質は，炎症にかかわる細胞などが産生する物質で，白血球などから産生されるインターロイキンという化学物質が挙げられます．

### 発熱の機序

- 生体内に侵入した病原体（外因性発熱物質）は，好中球，マクロファージなどの食細胞に取り込まれると，サイトカインによって内因性発熱物質を刺激します．インターロイキンなどの内因性発熱物質は血液脳関門を通過し，脳内でアラキドン酸カスケードを経てプロスタグランジンを産生します．これが，体温調節の中枢である視床下部に働いて体温調節のセットポイントを変更させ，熱産生を起こさせます．

### 発熱とうつ熱の違い

- 高体温には，発熱とうつ熱があります．
- 体内の熱は，輻射・対流・伝導・蒸散という4つのメカニズムによって体外へ放熱され，体温を一定に保つための体温調節機構が作動します．
- 発熱は，「発熱の機序」でも述べたように，体温調節中枢のセットポイントが高く設定されてしまった状態です．
- しかし，体外環境が高温・多湿・無風などの環境下において，体熱の産生が体熱の放散を上回ったときに体温調節中枢が失調し，熱が体内に蓄積してしまった状態を，高体温（うつ熱，熱中症）といいます．
- 発熱は，体温調節中枢のセットポイントが高く設定されてしまった状態であるのに対し，うつ熱ではセットポイントの上昇はありません．熱の産生と放散のバランスが崩れた結果，産生された熱が蓄積してしまい，体温が上昇します．
- しかし，発熱と高体温の違いを知らないまま，「体温上昇＝解熱薬・クーリング」といった安易なルーティンを行っていると，患者の病態をふまえた介入ができず，病状を悪化させる危険性があります 表1 ．

表1 発熱と高体温

|  | 発熱（細菌感染など） | 高体温（うつ熱など） |
| --- | --- | --- |
| 原因 | 感染症など | 環境（高温，多湿，無風など）<br>衣類，寝具 |
| 中枢深部体温 | 上昇（高体温） | 上昇（高体温） |
| 末梢深部体温 | 放熱抑制 | 放熱促進 |
| 呼吸抑制 | なし | あり |
| 治療 | 原因検索と治療 | 環境調整とクーリング |

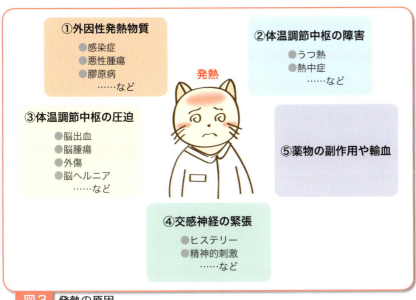

図3 発熱の原因

## 発熱の原因 図3

### 1. 外因性発熱物質によるもの

● 感染症などの外因性発熱物質によって，体温調節の中枢である視床下部に働いてセットポイントを変更させ，熱産生が起きます．

### 2. 体温調節中枢の障害によるもの

● うつ熱などのように，体温調節中枢が失調し，体温調節機能をはたさなく

なったときに高体温が生じます．

## 3．体温調節中枢の圧迫によるもの
- 体温調節中枢は視床下部にあります．この視床下部を圧迫，傷害するような脳出血，脳腫瘍，外傷，脳ヘルニアなどにより，体温調節中枢に影響を与えた場合に，高体温となります．

## 4．交感神経の緊張によるもの
- 大脳皮質は人間の高度な精神活動をつかさどる部分です．ヒステリーや精神神経症状により，視床下部は大脳辺縁系や大脳皮質から直接・間接の影響を受け，交感神経を刺激し，高体温が生じます．

## 5．薬物の副作用や輸血によるもの
- 抗原抗体反応によりひき起こされ，補体系，凝固系，内分泌系を活性化することによって高体温が生じることがあります．

## ▌解熱薬の使用〜発熱の利害

- 発熱は，酸素消費量の増大，代謝の亢進，細胞機能障害を惹起する危険性があります．体温が1℃上昇すると，代謝は約10%上昇するといわれており，組織の酸素消費量は増大し，酸素需要は増します．免疫細胞は，42℃を超すと蛋白変性を生じ，免疫能の低下につながります．そのため，循環動態に影響のある場合や，著しく患者の安楽を阻害している場合，40℃を超える発熱患者には，**解熱薬の使用も検討**が必要です．

---

### 発熱の利点

発熱は生体防御反応です．生体は，病原体が侵入してくると，ウイルス・細菌の増殖を抑制し，リンパ球・好中球・単球の活動を活発化し，抗体産生を活発化するために発熱します．このことは，結果的に自己防衛反応を向上させています．そのため，安易に解熱薬を使用して解熱させることは，この自己防御反応を低下させていることにつながり，不必要な解熱はまったく無意味になってしまいます．

そのため，発熱が，身体にとって弊害なのか，利点となっているのかを十分にアセスメントし，解熱薬の使用の有無を検討することが重要です．

---

**臨床知 1**

### クーリングの有効性

クーリングを日常的に行っている看護師は少なくありません．クーリングは，その必要性と弊害を十分に理解したうえで使用しなければなりません．

発熱によって，セットポイントが上昇している場合にクーリングを行うと，体温調節機構は奪われた熱を補おうとします．そうすることで，さらなる酸素消費量の増大，代謝の亢

進をまねく結果となってしまいます．

しかし，セットポイントが正常に設定しなおされ，体熱が放散に向かい，末梢血管の拡張や発熱がみられる解熱期にクーリングを行うことは，患者の安楽につながり，有効だと考えられます．また，患者がクーリングを希望したときや，冷感刺激が気持ちいいと感じるときには，患者の安楽を目的に使用することも有効だと考えられます．

前述したうつ熱でも，クーリングは有効とされています．熱の産生と放散のバランスが崩れた結果，産生された熱が蓄積してしまった状態のうつ熱では，熱の放散ができないことに起因するため，解熱薬は効果がないといわれています．そのため，クーリングを用いて身体を冷やすことが重要となります．

- 昨今では，解熱や体温管理，クーリングに対してさまざまなRCTが発表されていますが，安易に解熱薬を使用することや，解熱を目的にクーリングを行うことに関しては否定的なRCTが多く，現時点では，発熱の利害  を考慮したうえで，経時的な体温モニタリングと根拠のある体温管理が必要だと考えられます．

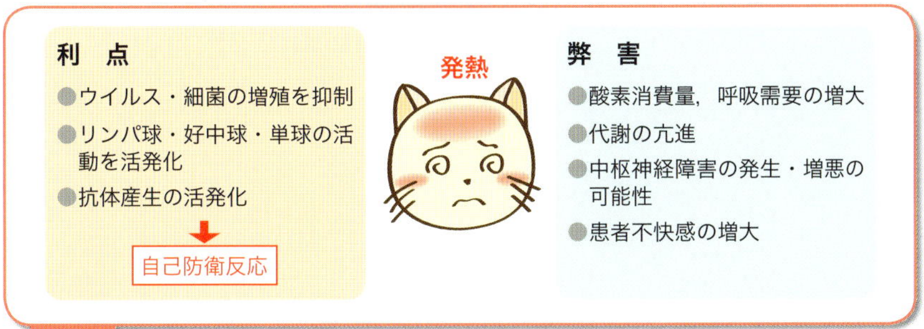

図4 発熱の利害

## 低体温（hypothermia）

- 深部体温が35℃以下に低下した状態です．
- 通常，私たちは，環境や外気温にかかわらず，ほぼ一定の体温に維持する機能，ホメオスタシスをもっています．しかし，長時間寒冷環境にさらされたり，何らかの原因で体温保持能力が低下したりすると，体温調節機構が作動せず，体温調節の限界を超えて体温が低下し，身体機能にさまざまな支障を生じます．この状態が低体温症です．

### 低体温の症状

- 身体への影響として，細胞機能の低下や酸素消費量の低下による臓器機能障害，血漿成分が血管外へ漏出することによる低蛋白血漿，電解質異常，尿細管での再吸収能低下，組織血液低灌流，末梢循環障害による代謝性アシドーシス，乳酸値上昇などのさまざまな身体症状が生じます．これらの症状は，生命の危機的状況をまねくことへ直結し，適切な処置が求められます 図5 ．

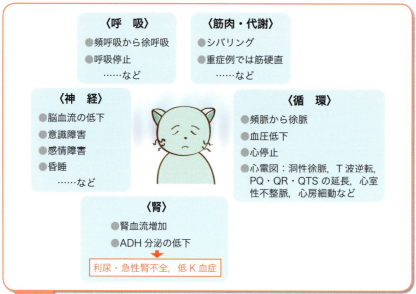

図5 低体温の症状

## 低体温症の種類

### 1. 一次性低体温症（偶発性低体温症）
- 低温の環境にさらされる寒冷曝露によって、深部体温が35℃以下に低下した病態を指します．

### 2. 二次性低体温症
- 脳血管障害や感染症，悪性腫瘍，糖尿病，低栄養などの内科的疾患の合併症として，低体温症が起こる病態を指します．

## 低体温症の原因

### 1. 寒冷からの退避困難
- 脳血管障害，頭部外傷，低血糖などを発症し，屋内・屋外にかかわらず，自力で寒冷環境から退避することができず，低体温症で発見されるケースがあります．

### 2. 熱産生の低下
- 下垂体機能低下，甲状腺機能低下，副腎低下などの内分泌疾患によって熱産生が低下します．また基礎代謝が低い高齢者や乳児は，低体温症になりやすいといえます．

### 3. 熱放散の上昇
- 体表面積が広い乳児や小児では，成人に比べて熱放散量は多くなります．また，アルコール・薬剤・熱傷による末梢血管拡張，皮膚疾患によっても熱放散は上昇します．

## 4. 体温調節障害

● 加齢とともに体温調節はしづらくなります. また, アルコール摂取, 薬物中毒によっても体温調節は障害されます. その他, 脳血管障害や自律神経障害といった原因が挙げられます.

## 低体温症の治療

### 1. 受動的加温（保温）（passive external rewarming：PER）

● 軽度の場合は, 温かい環境に移す, 濡れた衣類を脱がす, 毛布や寝具で包む, などの方法で低温環境の改善や身体の被覆を行います.

### 2. 加温（active rewarming：AR）

#### a）体表加温（active external rewarming：AER）

● 中等症になると, 電気毛布やストーブなどで体表を積極的に温めるという方法をとります.

#### b）中枢加温（active core rewarming：ACR）

● 重症例では, 加温輸液（43℃）や加温および加湿酸素吸入, 胃洗浄, 膀胱洗浄, 腹腔洗浄や PCPS[1], CHDF[2] などを用いて, 中枢を加温する方法が考慮されます. 重症例では, 必要に応じて蘇生処置が必要となることもあります.

① PCPS：
percutaneous cardiopulmonary support（経皮的心肺補助）.

② CHDF：
continuous hemodiafiltration（持続的血液濾過透析）.

## 低体温症によるショック

### 1. 保温ショック（rewarming shock）

● 加温時に, 血圧低下や末梢血管の拡張による循環血液量不足を生じたり, 高カリウム血症や高乳酸血症による心抑制が原因で生じるショックを指します.

### 2. アフタードロップ（after drop）

● 全身を温めると末梢血管拡張し, 中枢へ冷えた血液が流入し, 熱放散拡大が生じることによって, 復温後に深部体温が低下する現象が起きます.

＊　　　＊　　　＊

● 低体温症は, 死亡率も高い重篤な疾患です. 特殊な寒冷地での発症だけでなく, 都市型の環境下においても発症する疾患です. 重症の低体温症は, 高カリウム血症や DIC, 致死的不整脈といった生命危機に直結する症状もみられることもあり, 適切な治療と管理が必要になります.

## 熱　型

● 発熱時にみられる体温の日内変動や一定期間内の変動パターンを熱型といいます. 解熱薬などを使用せず, 自然経過のなかで観察します.

● 代表的な熱型には, 稽留熱, 弛張熱, 間欠熱があります 表2 . 熱型によって疾患が判明することもあります.

表2　熱　型

| | 稽留熱 | 弛張熱 | 間欠熱 |
|---|---|---|---|
| | （体温グラフ：39℃前後で推移） | （体温グラフ：37〜39℃で変動） | （体温グラフ：36〜38℃で大きく変動） |
| 特徴 | 高熱で，1日の体温差が1℃以内 | 高熱で，1日の体温差が1℃以上あり，37.0℃以下に下がらない | 1日の体温差が1℃以上あり，低い場合は平熱に戻ることもある |
| おもな疾患 | 肺炎<br>髄膜炎<br>腸チフス<br>発疹チフス　など | 敗血症<br>化膿性疾患<br>ウイルス性疾患<br>肺結核<br>悪性腫瘍　など | マラリア　など |

**臨床知 2　そのクーリングや解熱薬，本当に必要？**

高体温にしろ，低体温にしろ，体温異常では，何らかの原因によってひき起こされています．高体温では多くの場合に感染を示唆する重要な原因が潜んでおり，低体温では生命の危機的徴候に直結しやすいと考えられます．私たち看護師は，すぐに体温を正常範囲内に戻そうとして，クーリングや解熱薬の使用を行おうとしてしまいがちです．しかし，それが患者にとって有効なことなのか，弊害をひき起こす結果につながっていないのか，もう一度考える必要があります．体温管理では，体温を正常範囲内に戻すことが重要なのではなく，体温異常の原因を探り，原因に対しての治療やケアを行うことが何よりも重要になります．

**参考文献**

1）武居哲洋 監："集中治療医学　文献レビュー 2012〜2013年版"．学研メディカル秀潤社，2012
2）道又元裕 編："ICUディジーズ改訂第2版　クリティカルケアにおける看護実践"．学研メディカル秀潤社，2014
3）江木盛時 他：重症患者における発熱と解熱処置に関する systematic review．日集中医誌 18（1）：25-32，2011
4）日本救急医学会 熱中症に関する委員会：本邦における低体温症の実際 ― Hypothermia STUDY2011 最終報告―．日救急医会誌 24：377-89，2013
5）American Heart Association："AHA 心肺蘇生と救急心血管治療のためのガイドライン 2010"．シナジー，2012
6）日本救急医学会 監："救急診療指針　改訂第3版"．へるす出版，2008

# Ⅰ. 検査の意義と臨床判断

# 意識評価の意義と臨床判断
~スケール評価と検査・身体所見を合わせて総合的にアセスメントしよう！~

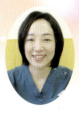

杏林大学医学部付属病院
（集中ケア認定看護師）
露木 菜緒（つゆき なお）

## エビデンス & 臨床知

### エビデンス
- ☑ 意識レベルの評価には，客観的評価スケールであるGCSやJCSを用いる．
- ☑ 意識レベル低下時は，瞳孔不同，クッシング徴候など脳ヘルニア徴候も同時に観察する．

### 臨床知
- ☑ 不穏時も意識レベルの変調ととらえ，まずは低酸素血症を疑い$SpO_2$を測定する．
- ☑ 意識障害時は，血糖値やナトリウム値など血液検査値も確認する．

## はじめに

● 意識レベルの評価方法は，以前は曖昧で，表現方法も傾眠，錯乱など一貫性がありませんでしたが，現在は意識レベルの評価スケールを用いることで，客観的かつ経時的な評価が可能となりました．また，意識レベルはほかのバイタルサインと異なり，モニタに数値で表示されないため，私たちが意図的に評価をしていく必要があります．

## 意識レベルの評価方法

● 意識レベルの評価方法には，JCS（Japan Coma Scale）表1とGCS（Glasgow Coma Scale）表2があります．JCSは開眼の有無で意識レベルを3段階に分け，刺激しなくても開眼している状態をⅠ桁，刺激すると開眼する状態をⅡ桁，刺激しても開眼しない状態をⅢ桁とします．GCSは開眼・言語・運動の3項目でそれぞれ点数を付け，もっとも悪い状態はすべてのスコアが1点/合計3点となり，もっとも良い状態はすべてのスコアが満点/合計15点となります．

### 著者プロフィール（露木 菜緒）
浜松医科大学医学部附属病院にてICU・救急部他勤務．2004年 集中ケア認定看護師取得．同院副看護師長を経て，2008年より杏林大学医学部付属病院にてICU・HCU・SCU勤務．本年より集中ケア認定看護師教育課程で専任教員を務める
意識障害をはじめ，中枢神経障害は苦手な方が多いのではないでしょうか．私もそうでしたが，SCUに異動してから面白さ，奥深さを知りました．苦手な分野ほど伸びしろがありますよ．

## 表1　Japan Coma Scale（JCS）

| Ⅰ桁　刺激しなくても開眼している状態 | |
|---|---|
| だいたい意識清明だが，今ひとつはっきりしない | 1 |
| 時・人・場所がわからない（見当識障害） | 2 |
| 自分の名前，生年月日が言えない | 3 |
| **Ⅱ桁　刺激すると開眼する状態** | |
| 普通の呼びかけで容易に<u>開眼</u>する | 10 |
| 大きな声または体を揺さぶることにより<u>開眼</u>する | 20 |
| 痛み・刺激を加えつつ呼びかけを繰り返すと，かろうじて<u>開眼</u> | 30 |
| **Ⅲ桁　刺激しても開眼しない状態** | |
| 痛み・刺激に対して，はらいのけるような動作をする | 100 |
| 痛み・刺激で少し手足を動かしたり顔をしかめる | 200 |
| 痛み・刺激にまったく反応しない | 300 |

## 表2　Glasgow Coma Scale（GCS）

| 観察項目 | 反応 | スコア |
|---|---|---|
| 開眼（E）<br>（覚醒度） | 自発的に開眼する | 4 |
| | 呼びかけにて開眼する | 3 |
| | 痛み刺激にて開眼する | 2 |
| | まったく開眼しない | 1 |
| 最良言語反応（V）*<br>（高次脳機能） | 見当識あり | 5 |
| | 混乱した会話 | 4 |
| | 混乱した言葉 | 3 |
| | 理解不能な音声 | 2 |
| | まったくなし | 1 |
| 最良運動反応（M）<br>（運動反応） | 命令に従う | 6 |
| | 疼痛部へ | 5 |
| | 逃避する | 4 |
| | 異常屈曲 | 3 |
| | 異常伸展 | 2 |
| | まったくなし | 1 |

＊挿管などで発声できない場合は「T」と表記．扱いは「1点」と同等．

## 意識レベル評価スケールの変遷

● 1970年代以前は意識レベルの評価に明確な定義はなく，頭部外傷や急性脳障害の患者の意識障害の評価は困難で画一的ではありませんでしたが，1974年，Teasdaleらによって「GCS」が，『The Lancet』で提案されました[1]．もともとGCSは急性期頭部外傷患者の意識レベル評価のために開発されましたが，日本ではさまざまな疾患の意識障害の評価として使用されています．簡便で情報伝達が容易，臨床的変化をとらえやすいとのことで，2014年の時点で85以上の国で使用され，62ヵ国以上でそれぞれの公用語に翻訳されています[2]．

● 一方，JCSは急性期脳血管障害の意識レベルの評価を目的として開発されました．しかし，「覚醒」の条件を「開眼」で定義しましたが，評価者間でスコアのばらつきが指摘されています．

## 新しい意識レベルの評価方法：ECS 表3 [3]

● 2003年，JCSとGCSの長所を導入した意識の評価スケールEmergency Coma Scale（ECS）が開発されました．ECSはJCSと同じく意識レベルを「覚醒」の程度からⅠ桁，Ⅱ桁，Ⅲ桁の3段階に分類し，さらにⅠ〜Ⅱ桁は2段階，Ⅲ桁は5段階に細分化されました．また「覚醒」の定義を「自発的な開眼，発語または合目的な動作のうちどれか一つでもみとめる」とし，瞬目をみとめればⅠ桁，睫毛反射をみとめればⅡ桁となっています．ECSの有用性は報告されはじめていますが，残念ながらまだあまり普及さ

[1] Teasdale G et al：Assessment of coma and impaired consciousness. A practical scale. Lancet Neurol 2：81-4, 1974

[2] Teasdale G et al：The Glasgow Coma Scale at 40 years：standing the test of time. Lancet Neurol 13：844-54, 2014

[3] 高橋千晶 他：Emergency Coma Scaleの有用性の検証. 日神救急会誌 27：17-22, 2015

| 表3 | Emergency Coma Scale（ECS） | |
|---|---|---|
| **1桁　覚醒している**<br>（自発的な開眼・発語または合目的動作をみる） | | |
| 見当識あり | | 1 |
| 見当識なしまたは発語なし | | 2 |
| **2桁　覚醒できる**<br>（刺激による開眼・発語または従命をみる） | | |
| 呼びかけにより | | 10 |
| 痛み刺激により | | 20 |
| **3桁　覚醒しない**<br>（痛み刺激でも開眼・発語および従命がなく運動反射のみをみる） | | |
| 払いのける，刺激部位に手を持って行く | | 100L |
| 脇を開けて曲げる，顔をしかめる | | 100W |
| 脇を閉めて曲げる | | 200F |
| 脇を閉めて伸ばす | | 200E |
| まったく反応しない | | 300 |

L：Localize，W：Withdraw，F：Flexion，E：Extension

れていません．

## GCS を用いた重症度分類と対応

●GCS は合計点により重症度を分類しています．GCS 3～8 点は重症，9～12 点は中等症，13～15 点は軽症です．

### 重症例（GCS 3～8 点）と対応

●GCS 合計点が 8 点以下，または経過中に急激に意識レベルが低下（GCS 合計 2 点以上低下）する場合は，頭蓋内圧亢進症状も一緒に確認します．頭蓋内圧の亢進とは，脳出血や水頭症などで頭蓋内の容積が増大して脳組織を圧迫した状態で，進行すると脳ヘルニアを起こします．頭蓋内圧亢進の 3 徴候は頭痛，悪心・嘔吐，うっ血乳頭です．うっ血乳頭は眼底鏡を用いた医師の診察によって判定します．さらに，クッシング（Cushing）徴候（高血圧をともなう徐脈）[①]，**瞳孔不同**🔍，片麻痺，呼吸パターンの変調などをみとめる場合は，脳ヘルニアを疑います．脳ヘルニアは死に至る可能性が高いため，治療は一刻を争います．

●脳ヘルニア徴候をみとめたら，脳圧降下薬を使用しながら頭部 CT で診断し，患者の状態によって頭蓋骨をはずす外減圧術や，血腫があれば開頭血腫除去術を行います．呼吸パターンの変調が出現したら手術前に挿管が必要な場合もあります．

●脳ヘルニア徴候をみとめなくても，意識障害が重症な場合は，すみやかな対応が必要です．その場合は，原因検索よりも呼吸循環動態の安定化が優先されるため，まずは BLS に準じて対応します．

🔍 **エビデンス1**

① **クッシング徴候：**
頭蓋内圧が急に上昇し脳灌流圧が低下すると，生体は脳灌流圧を保つために心拍出量を増加させ，脳血流量を維持しようとする反応が起こる．その結果，収縮期血圧の上昇，脈圧の拡大，徐脈が生じる．これをクッシング徴候という．

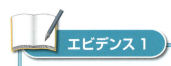

### 脳ヘルニア徴候「瞳孔不同」[4]

意識レベルと同時に観察してほしい項目に瞳孔所見があります．瞳孔所見は脳幹機能や脳ヘルニア徴候を判断するために重要です．一側の瞳孔に光を当て，縮瞳の有無を観察し，瞳孔の左右差を観察します．光に反応しなければ瞳孔固定，瞳孔径4mm以上の場合を瞳孔散大といいます[5]．意識レベルの低下にともない，一側の瞳孔散大固定をみとめた場合は，散大側の頭蓋内病変による脳ヘルニアの状態と判断します．

[4] 荒木 尚：頭部外傷と意識障害．日神救急会誌 28（2）：19-23, 2016

[5] Chesnut RM et al：Pupillary diameter and light reflex. "Early Indicators of Prognosis in Severe Traumatic Brain Injury". Brain Trauma Foundation, New York, pp186-98, 2007

## 中等症・軽症例（GCS 9点以上）

- GCS合計点が9点以上の場合，中等症または軽症であっても抗血小板薬や抗凝固療法中など頭蓋内病変が疑わしいときは，神経所見（四肢の片側麻痺や顔面麻痺，構音障害など）の確認とともに頭部CTを施行します．頭蓋内病変がないときは，次項の「意識障害の原因」を検索していきます．

## 意識障害の原因

- 意識障害の原因はAIUEOTIPS（表4）に代表されるように，さまざまあります[6]が，「低酸素血症」「低血糖」「電解質異常」は見逃さないようにします．

[6] 山谷立大 他：意識障害．臨牀と研究 92（10）：1240-4, 2015

## 低酸素血症

- **低酸素血症はSpO₂を測定すればすぐに判断できます🔍**．低酸素血症はさまざまな疾患できたしますが，呼吸器疾患や循環器疾患でとくに多くみとめます．低酸素血症をみとめたらすぐに酸素投与を行います．

🔍 臨床知1

| 表4 | AIUEOTIPS | |
|---|---|---|
| A | Alcohol | 急性アルコール中毒 |
| I | Insulin | インスリン |
| U | Uremia | 尿毒症 |
| E | Endocrine | 内分泌（甲状腺機能障害・電解質異常） |
| O | Oxygen / Opiate | 低酸素血症 / 薬物中毒 |
| T | Trauma / Temperature | 外傷 / 体温異常 |
| I | Infection | 感染症 |
| P | Psychogenic | 精神疾患 |
| S | Stroke / Shock / Syncope | 脳卒中 / ショック / 失神 |

### 臨床知 1　不穏時は低酸素血症を疑いSpO₂を測定する

GCSが15点であっても，「ふだんと違って落ち着かない」「そわそわしている」「興奮しやすい」などの変化も意識障害ととらえます．低酸素血症は脳も酸素欠乏となるため，不穏様症状が出現します．「なにかおかしい」ときや，不穏状態の場合は意識の変調ととらえ，まずは低酸素血症を疑ってみましょう．

### エビデンス2　低酸素血症と低酸素症[7]

SpO₂測定は低酸素を診断するために重要ですが，SpO₂では低酸素血症はわかっても低酸素症は判断できません．低酸素血症とは血液中の酸素が少ないことで，低酸素症とは重要臓器に酸素の供給が少ないことを意味します．いい例が貧血です．貧血は血中の酸素がたくさんあってもそれを運ぶヘモグロビンが少ないため，臓器の酸素供給が減り低酸素症となるのです．したがって，貧血の患者はSpO₂が高いのに「苦しい」と呼吸困難感を訴えます．意識レベルの変調をきたした患者にSpO₂を測定するときは，採血でのヘモグロビン，さらにはチアノーゼや顔色などの所見も合わせて観察することが重要です．

[7] 日本救急医学会ホームページ「低酸素症」 http://www.jaam.jp/html/dictionary/dictionary/word/0214.htm （2018.4.1参照）

## 血糖値

- 血糖の異常は意識障害の鑑別で最初に診断し，除外できる項目です．簡易血糖測定器での血糖測定を実施し，低血糖がみとめられたら，すみやかに50％ブドウ糖を静脈注射します．**低血糖が遷延すると低血糖性脳症に陥り，生命危機となることもあります**．逆に，高血糖でも意識障害となることがあります．高血糖となるとケトン体の増加，脱水も加わり，高浸透圧性昏睡となるのです．

臨床知2

### 臨床知 2　低血糖と片麻痺

低血糖は意識障害だけでなく，片麻痺も出現することがあります．脳がエネルギー不足で神経細胞も障害されると考えられています．意識障害で片麻痺があれば当然脳卒中を疑って頭部CT撮影を実施しますが，画像上に頭蓋内病変はなく，慌てて血液検査値をみて低血糖が発覚したということが実際に起こっています．

## 電解質異常

- 意識障害でみたい検査値は，血糖値の次はNa（ナトリウム）です．
- 低ナトリウム血症は電解質異常のなかでもっとも多いものです．ナトリウムは細胞外に多く存在し，細胞外液の浸透圧を保っていますが，低ナトリウム血症となると細胞外液の浸透圧が下がり，細胞内に水が流入して細胞がむくみます．この浮腫が脳の神経細胞に生じると意識障害をひき起こします．重度になると嘔吐，けいれん，循環不全も起こします．また，治療は3％ナトリウムの投与ですが，急激な上昇には注意が必要です．補正速度は，最初の24時間では血性ナトリウム値9 mEq/L未満，48時間では18 mEq/L未満が目安です[8]．ナトリウム値が急激に上昇すると細胞内浮腫となっていたものが，細胞内から細胞外へ急激に水が抜け出てしまい，細胞内脱水となり，脳の神経細胞内で細胞内脱水が起こると，意識障害やけいれんを起こします．

[8] 門川俊明：低Na血症の病態と治療．日本医事新報 4708：19-23, 2014

## 睡眠時の意識評価

- 臨床でよく遭遇する問題として，睡眠中の意識レベルの評価があります．患者を覚醒させてしまうことに抵抗を覚えるのです．しかし，意識レベルの評価が必要な患者には，起こして反応を確認する必要があります．睡眠時に意識障害ではなく睡眠であると判別できるのは脳波だけです．「睡眠しているのだろう」は危険です．

### 臨床知3　意識障害患者の評価

脳卒中で脳障害をきたし，もともと意識レベルがJCS Ⅲ桁の患者の意識評価も困ります．その場合は意識レベルが指標にはならないため，少なくとも脳ヘルニアの有無は，クッシング徴候や瞳孔不同，呼吸パターンの変調などで評価するしかありません．先日，脳出血で外減圧しましたが術後も意識レベルⅢ桁の患者がいました．2日後も意識レベルはⅢ桁のまま変わらず，瞳孔の対光反射はありました．ところが，血圧上昇，瞳孔不同が出現しはじめたため頭部CT撮影したところ脳浮腫となっており，内減圧術となりました．意識障害がもともとあるときは，脳ヘルニア徴候をはじめ，他の身体所見の変化に注意して観察をします．

## おわりに

- 意識は呼吸・循環とならび，生命維持徴候の大事な指標の一つです．客観的スケールを用いた評価をするとともに，病態，身体所見，検査データを総合してアセスメントしていくことが重要です．

Ⅰ. 検査の意義と臨床判断

# 尿量評価の意義と臨床判断
## ～AKIのサインを見逃さないために～

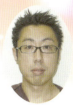

医療法人社団愛友会 上尾中央総合病院
集中治療看護科（係長，集中ケア認定看護師） 成田 寛治
なりた ひろよし

## エビデンス&臨床知

### エビデンス

- ☑ AKIの診断，重症度分類には尿量と血清クレアチニン値が指標となり，生命予後の予測に優れているKDIGOの診断基準を用いることが推奨されている．
- ☑ 輸液反応性の評価には，静的な指標（CVPなど）よりも動的な指標（SVVやPPVなど）のほうが優れている．

### 臨床知

- ☑ 尿量の低下をみとめ，下腹部の膨満，疼痛があれば，排尿障害を疑う．
- ☑ 有効循環血液量が減少している患者では，Frank-Starlingの法則により，輸液量を増やす（前負荷を増やす）ことで心拍出量が増え血圧が上昇し，循環血液量が満たされると心拍出量は増えなくなる．
- ☑ RRTの適応として，進行または継続するAKI患者で，①高カリウム血症，②重度のアシデミア（pH＜7.15），③肺水腫所見，④尿毒症により判断する．

## はじめに

- 尿量は腎機能や循環血液量の優れた指標となり，利尿薬や輸液を投与する際には，厳重にモニタリングする必要があります．また，尿道留置カテーテルを使用している場合には，カテーテルの屈曲や閉塞により正確なデータを収集できないため，その管理も大切な看護ケアとなります．後述する急性腎障害（acute kidney injury：AKI）の概念が広まってからは，尿量の変化に対しより着目し，早期から治療を開始する試みが増えています．

## 腎血流量と尿量の関係

- 尿は大きく3つの工程を経て生成されます．まず，腎臓の周囲を流れる血液中の血漿が糸球体で濾過されます．糸球体で血漿を濾過してできる糸球体濾液を原尿とよびます．原尿は1日で150L程度作られますが，生体に必要なものは尿細管で再吸収され，不要な物質は尿細管へ分泌されま

---

*著者プロフィール*（成田寛治）
2003年 上尾中央看護専門学校を卒業後，医療法人社団愛友会 上尾中央総合病院入職．集中治療看護科に配属．2007年 3学会合同呼吸療法認定士取得．2010年 集中ケア認定看護師資格取得．2016年 特定行為に係る看護師研修修了

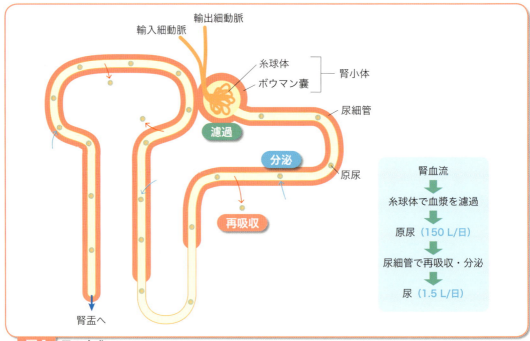

図1 尿の生成

す．原尿の内 99％は尿細管で再吸収されるため，尿として排泄されるのは原尿の 1％，1 日 1.5 L 程度となります 図1 ．

● 腎臓には心拍出量の約 20％の血液が循環しています．これは，脳に次いで 2 番めに多い血流量にあたりますが，臓器 100 g あたりの血流量を算出すると，腎臓がもっとも多い臓器となります．尿を生成するためには糸球体を流れる血液に一定の圧力が必要です．腎臓には腎血流自動調節能があり，輸入細動脈の拡張と輸出細動脈の収縮により腎臓を流れる血液の圧力を調節し，糸球体濾過量（glomerular filtration rate：GFR）が一定に保たれています．しかし，この機能では補えないレベルまで腎灌流圧が低下すると，GFR が低下し，尿量が低下します．

## 尿量の基準値

● 1 日の総排尿量は，1,000〜2,000 mL．正常な場合でも，気温や水分摂取量，発熱などで尿量は変化します．総排尿量の違いにより，次のような呼び方があります．

● 尿閉（0 mL）
　尿は生成されており，膀胱に尿が貯まっていても，排尿できない状態です．排尿障害部位が膀胱と尿道の境界部より末端にあるのが原因です．導尿すれば十分排尿できます．

● 無尿（100 mL 以下）
　尿がまったく生成されておらず，膀胱まで尿が運ばれていない状態です．導尿しても排尿がありません．

- 乏尿（400 mL 以下）
  1日の尿量が正常より著しく少ない状態をいいます．
- 多尿（3,000 mL 以上）
  1日の尿の量が正常より著しく多い状態をいいます．のどの渇きや多飲などをともないます（水分の摂り過ぎが原因のこともあります）．

- 重症な患者や利尿薬を投与した後であれば，1時間おきに尿量の観察を行います．その際，0.5 mL/kg/時以上の尿量が排泄されるかが一つの基準となります．

## 急性腎障害（acute kidney injury：AKI）とは？

- AKI とは，数時間から数日間の経過で急激に腎機能が低下し，体液のホメオスタシスが維持できなくなる状態のことをいいます．その結果，体液量過剰や水分電解質異常，代謝性アシドーシスなどを呈します．AKI の概念が誕生したことで，これまでよりも腎機能障害に対する早期診断と早期治療が可能となりました．

エビデンス1

### エビデンス1

#### KDIGO 診断基準

AKI の診断基準には RIFLE 基準[1]（2004年発表），AKIN 基準[2]（2007年発表），KDIGO 基準[3]（2012年発表）があります．これらはいずれも，血清クレアチニンまたは，尿量の変化により AKI を診断，重症度分類するものです．『AKI（急性腎障害）診療ガイドライン 2016』[4]では，他の基準と比較し生命予後の予測に優れていることから Kidney Disease Improving Global Outcomes（KDIGO）の診断基準 表1 を用いることを提案しています．KDIGO 基準を用いた ICU 患者における AKI の調査では，発症率は 57.3％と報告され，AKI の重症度の上昇は死亡率の増加と関連しているとしています[5]．

表1　KDIGO 分類による AKI の定義と重症度分類

| 定義 | 1. 血清クレアチニン値が48時間以内に0.3 mg/dL 以上上昇<br>2. 血清クレアチニン値が7日以内の基礎値から1.5倍以上上昇<br>3. 尿量が6時間以上にわたって0.5 mL/kg/時未満 ||
|---|---|---|
| | 血清クレアチニン値 | 尿量 |
| 重症度 Stage 1 | 0.3 mg/dL 以上上昇 or 基礎値の1.5〜1.9倍上昇 | 0.5 mL/kg/時未満が6〜12時間 |
| 重症度 Stage 2 | 基礎値の2.0〜2.9倍上昇 | 0.5 mL/kg/時未満が12時間以上 |
| 重症度 Stage 3 | 基礎値の3.0倍上昇 or 4.0 mg/dL 以上上昇 or 腎代替療法開始 | 0.3 mL/kg/時未満が24時間以上 or 12時間以上の無尿 |

定義1〜3の1つを満たせば AKI と診断する．
血清クレアチニン値と尿量による重症度分類では，重症度の高いほうを採用する．

[1] Bellomo R et al：Acute renal failure-definition, outcome measures, animal models, fluid therapy and information technology needs：the Second International Consensus Conference of the Acute Dialysis Quality Initiative (ADQI) Group. Crit Care 8：R204-12, 2004

[2] Mehta RL et al：Acute Kidney Injury Network；Report of an initiative to improve outcomes in acute kidney injury. Crit Care 11：R31, 2007

[3] The Kidney Disease：Improving Global Outcomes：Clinical practice guidelines on acute kidney injury 2012. Kidney Int 2：1-138, 2012

[4] AKI（急性腎障害）診療ガイドライン作成委員会編："AKI（急性腎障害）診療ガイドライン 2016". 東京医学社, 2016

[5] Hoste EA et al：Epidemiology of acute kidney injury in critically ill patients：the multinational AKI-EPI study. Intensive Care Med 41(8)：1411-23, 2015

## AKIの原因の鑑別

- AKIは原因により治療法が異なるため，身体所見や検査の結果から何が原因なのかを鑑別する必要があります．AKIの原因はおもに腎前性，腎性，腎後性の3つに分かれます 表2．通常は，①腎後性，②腎前性，③腎性の順に原因を鑑別していきます．

### 表2 AKIの原因

| 種類 | 障害部位 | 原因 |
|---|---|---|
| 腎前性 | 腎臓に送られてくる血液の量や圧力の問題 | ●有効循環血液量の減少（下痢，嘔吐，出血，脱水，熱傷，低アルブミン血症など）<br>●心機能の低下<br>●腎血管障害（腎動脈狭窄，腎梗塞など） |
| 腎性 | 腎内血管から尿細管までの問題 | ●急性尿細管壊死<br>●微小血管障害（血管炎や溶血性尿毒症症候群など）<br>●急性糸球体腎炎<br>●急性間質性腎炎（急性腎盂腎炎，薬剤性腎炎など）<br>●虚血<br>●腎毒性物質（抗がん剤，造影剤など）<br>●敗血症などによる炎症 |
| 腎後性 | 尿管から尿道までの問題 | ●両側尿管閉塞（後腹膜線維症，悪性腫瘍など）<br>●尿路・尿道閉塞（前立腺肥大症，前立腺癌，膀胱癌） |

## 腎後性AKI

- 腎後性AKIは，尿路の狭窄や閉塞による排尿障害により生じます．発症早期では腎自体に異常がないため，超音波検査などで早期に発見し，尿管や尿道の閉塞を解除することにより症状が改善します．しかし，そのまま時間が経過すると，腎実質が線維化し，不可逆的な変化を起こします．**下腹部の膨満，痛みの有無を確認し，異常があれば医師に報告します**．　臨床知1

**臨床知1　長期間，膀胱留置カテーテル使用の患者に異常がみられたら**

膀胱留置カテーテルを長期に使用している患者では，カテーテル関連尿路感染（catheter associated urinary tract infection：CAUTI）にともなう浮遊物が原因で閉塞することもあります．その場合には，ただちにカテーテルを抜去し，膀胱留置カテーテルが必要な状態であるかを再検討します．

## 腎前性AKI

- 腎前性AKIは腎血流量が低下しGFRが低下した状態です．腎自体には異常がないため，腎前性AKIとなった原因を早期に発見し治療することで，

GFRが回復し尿量の増加が見込めます．しかし，発見・治療が遅れると後述する腎性AKIに進行することもあるため，注意が必要です．

- 術後の患者では，出血や脱水により有効循環血漿量が減少しやすい状態にあります．輸液を行っているにもかかわらず，尿量が0.5 mL/kg/時未満の状態が続くようであればAKIと判断し，**輸液投与量を変更する必要**があるため医師に報告します．また，医師への報告の際には，尿量のほかに発熱の有無やドレーン排液量，皮膚や粘膜の乾燥の有無，in-outバランス，中心静脈圧（CVP），肺動脈楔入圧（PAWP），人工呼吸器装着中であれば一回拍出量変化（stroke volume variation：SVV）や脈圧変動（pulse pressure variation：PPV）などを一緒に報告することで，輸液量を決める指標となります．

### 臨床知2　有効循環血液量が減少している患者

有効循環血液量が減少している患者では，Frank-Starlingの法則により，輸液量を増やす（前負荷を増やす）ことで心拍出量が増え血圧が上昇し，循環血液量が満たされると心拍出量は増えなくなります．この反応は輸液投与量を調整するうえでとても重要です．一方，既往に心不全がある患者では，はじめのうちは輸液に反応があっても，心筋収縮力の低下によりやがて心拍出が追いつかなくなり，心臓の過拡張により心拍出量が減少します．これにより，心不全が増悪したり，肺水腫や浮腫が増悪する可能性があります．正常な心機能をもつ患者に比べると，輸液に反応する期間が短いため，より慎重に輸液投与量を調整する必要があります．

## 腎性AKI

- 腎性AKIは腎実質の器質的障害からGFRの低下にいたった状態です．腎性AKIの原因には，虚血，腎毒性物質，敗血症などさまざまなものがあり，まずはその原因を早急に見つけ治療することが必要です．また，腎そのものに障害が起きているため，輸液や利尿薬に反応がない場合には，**腎代替療法（renal replacement therapy：RRT）**による除水を考えなければいけません．

- 腎性AKIは急性尿細管壊死が原因で起こることが多く，ショックや敗血症などにより腎が虚血に陥った際に，腎前性AKIから連続して起こることがあります．ICUで治療を行うような重症な患者では，とくに起こりやすい病態ですが，急性尿細管壊死の有無を臨床症状のみで判断するのは不可能といえます．

### 臨床知3　腎代替療法（RRT）の適応

RRTの適応として，進行または継続するAKI患者で，①高カリウム血症，②重度のアシデミア（pH＜7.15），③肺水腫所見，④尿毒症により判断します．し

かし，現状では明確な診断基準はなく，臨床所見に基づいた医師の判断により行われます．そのため，これらの所見が一つでも現れた際には，早急に医師に報告する必要があります．

## 輸液反応性を評価する

- 輸液の投与量を決める際，循環血液量の指標として，従来からCVPが用いられてきました．CVPは中心静脈カテーテルを留置することで容易に計測できるため，ICUのみならず，一般病棟においても広く用いられています．しかし，CVPはそもそも右房圧を反映するものです．輸液反応性を評価する際に知りたいのは，輸液により循環血液量がどのくらい満たされたかです．CVPは容量を圧の変化で推測しているにすぎず，心筋の状態は患者個々で違い統一した条件にできないため，**不正確性について指摘**されています[1]．また，低圧であるため，胸腔圧やPEEPなどの影響を受けやすく，トランスデューサの高さの変化で容易に数値が変化してしまいます．

[1] p235「血圧測定の意義と臨床判断」参照．

### エビデンス2

#### 動的指標（SVV，PPV）とPLR

SSCG2016[6]では，エビデンスレベルは弱いですが，「使用できるのであれば，輸液反応性の評価に静的な指標よりも動的な指標での評価を提案する」としています．静的な指標の代表的なものは前述したCVPです．動的な指標としては，SVV（stroke volume variation）やPPV（pulse pressure volume）があります．近年では，SVVやPPVなどの動的パラメータを輸液反応性の指標とする施設が増えています．SVVは呼吸性変動による一回拍出量の変化率を表し，13％以上は循環血液量の減少した状態で，輸液反応性があるとされています．また，PPVは脈圧の変化率を表した値です．ただし，これらの指標は，陽圧呼吸で自発呼吸がないことや，一回換気量が8 mL/kg以上であること，不整脈がないことなどの条件が揃っていないと，正しい指標にはなりません．

輸液反応性を予測できる指標の一つにPLR（passive leg raising）があります．患者を仰臥位または半坐位の状態から，下肢を挙上した際に心拍出量が増えるかどうかで評価する方法です．PLRは250〜350 mL輸液するのと同等の効果があるといわれ，自発呼吸がある患者や不整脈がある患者でも有用であるといわれています．

[6] Surviving Sepsis Campaign : International Guidelines for Management of Sepsis and Septic Shock : 2016. Crit Care Med 45（3）：486-552, 2017

## 量以外の尿の指標

### 色　調

- 正常な尿の色調は淡黄色〜黄色です．この色は，血液中のヘモグロビンが脾臓でビリルビンに分解され，腸でウロビリノーゲン（黄色）となったあと，再吸収され，尿として排泄されるためです．
- 通常，赤血球の分解速度は一定なので，尿色の濃さは，比重とほぼ比例し，飲食量や発汗量などの影響を受けます．水分過剰な場合は色が薄くなり，脱水では濃縮され色が濃くなります．また，尿路感染症では赤色〜赤褐色になり，膀胱留置カテーテルの抜去を検討します．

### におい

- 尿は通常，軽度のアンモニア臭がします．このにおいが強くなった場合は，尿路のどこかが細菌に感染している可能性があります．腎盂腎炎，膀胱炎，尿道炎，前立腺炎など考えられます．

### 比重・浸透圧

- 尿比重は尿中の水分と老廃物の割合を表し，正常値は 1.010〜1.030 となります．一方，浸透圧は 300〜800 mOsm/kg となります．これらは尿量低下した際に，輸液を補正するか，利尿薬を投与するかなど治療を決定する際の指標にもなるため，医師への報告の際には，尿量と合わせて報告します．

## 生体への侵襲による尿量変化

- 術後の患者は一時的に尿量の低下をみとめます．これは，手術侵襲にともなう細胞外液の移動によるものです．手術によって損傷を受けた局所を中心に，ケミカルメディエータ（化学伝達物質）とよばれるヒスタミン，プロスタグランジンなどが産生され，血管内皮細胞の開大と膨化により血管透過性が亢進します．この反応により，血管内の細胞外液がサードスペースに移動し，血管内の循環血液量は減少します．手術侵襲が大きければ大きいほど，サードスペースに貯留する体液は増加します．また，侵襲による生体反応には内分泌ホルモンの分泌変動もあります．抗利尿ホルモン（ADH），アルドステロンなどは分泌が亢進するため，水や $Na^+$ の再吸収が促進され，循環血液量を維持しようとします．これらにより，手術直後は尿量が減少します．この時期には，不足した循環血液量を補うために細胞外液補充液（等張液）を輸液反応性をみながら投与します．
- 手術侵襲が回復すると（術後 48 時間程度），サードスペース（組織間腔）に移動した細胞外液がリンパ系を介して血管内に戻ってきます．これをリフィリングとよび，循環血漿量の増加により尿量が増加します．しかし，心機能や腎機能が悪い患者で，この時期に尿量が十分に維持できない場合

は，水分過剰となり心不全や肺水腫を起こすリスクがあります．術後，尿量の増加や循環動態が安定したのを確認できたら維持液（低張液）に切り替え，輸液量を減量していきます．

## おわりに

● 尿量の評価は，輸液や利尿薬，RRT といった治療を早期に行うために重要な指標です．また，術後の患者であれば，手術侵襲からの回復過程においてどの時期にいて，どの程度輸液を投与するかの指標にもなります．患者の状態に合わせて，観察時間を 1 時間ごと・2 時間ごととといったように設定したうえで，その状態がどの程度持続しているかを評価する必要があります．

### 参考文献

1）細井達矢 他：腎不全患者における輸液処方の組み立て方．内科 120（1）：51-6，2017
2）佐藤ルブナ 他：AKI の原因と診断〜早期に原因まで診断し，治療につなげよう〜．重症患者ケア 5（2）：152-60，2016
3）大内 玲 他：AKI と適切な体液量〜看護師が握る AKI 管理のカギについて〜．重症患者ケア 5（2）：283-8，2016
4）櫻本秀明：敗血症性ショックにおける輸液管理とケア〜病態から管理をシンプルにする〜．重症患者ケア 6（4）：747-54，2017
5）外間美和子：重症患者の「尿」評価〜何をみて・どう対応するか〜．"すごく役立つ周術期の全身管理" 濱本実也 他編．学研メディカル秀潤社，pp112-5，2018
6）桑原勇治：重症患者に対する「尿」管理の指標とエビデンス．"すごく役立つ周術期の全身管理" 濱本実也 他編．学研メディカル秀潤社，pp124-5，2018
7）松村千秋：重症患者の尿量評価〜なぜ重要・どう行う〜．ナーシング 36（5）：132-5，2016
8）日本透析医学会：維持血液透析ガイドライン：血液透析導入．透析会誌 46（12）：1107-55，2013

# II. 疾患別バイタルサインの 一歩進んだ見方

## ○ 呼吸器疾患患者とバイタルサイン
〜聴くだけじゃない！ 呼吸器疾患〜     278

## ○ 循環器疾患患者とバイタルサイン
〜バイタルサインをみて循環動態を把握しよう〜     284

## ○ 脳神経・循環（脳循環）疾患患者とバイタルサイン
〜頭の中で何が起きてる⁉ 頭蓋内における変化をよみとれ！〜     292

## ○ 手術看護認定看護師からみた術後ケアの注意点
〜手術・麻酔による影響の理解が，術後合併症の早期発見と早期対応につながります！〜     300

## ○ 敗血症性ショック患者とバイタルサイン
〜知っておきたい敗血症治療のポイント〜     310

## Ⅱ. 疾患別バイタルサインの一歩進んだ見方

# 呼吸器疾患患者と バイタルサイン
～聴くだけじゃない！ 呼吸器疾患～

公益財団法人大原記念倉敷中央医療機構
CCU-C（集中ケア認定看護師）　高田 寛之

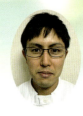

### エビデンス＆臨床知

**エビデンス**
- ☑ 呼吸回数だけでなく，呼吸の深さにも注意する．
- ☑ 呼吸筋が発達した患者は，COPDである可能性がある．
- ☑ 触覚振盪音により，胸郭内部の異常を推測できる．

**臨床知**
- ☑ 呼吸回数は30秒を2倍して測定する．
- ☑ 触覚振盪音はリハビリ時に確認し，患者負担を避ける．
- ☑ 呼吸困難の評価をケアにつなげることが重要．

### はじめに

- 呼吸器疾患は，気管支喘息や慢性閉塞性肺疾患（chronic obstructive pulmonary disease：COPD）といった慢性疾患，肺炎などの感染症，悪性腫瘍，アレルギー，自己免疫疾患など幅広い特徴があります．また，WHOによる統計では，2030年の世界における死因の推移予測で3位にCOPD，4位に肺炎・気管支炎が入るといわれています[1]．臨床においても，呼吸器疾患を併発している患者を受けもつ機会は多いと思います．このようなことから，どの科に所属する看護師でも呼吸器疾患を患った患者を受けもつ機会が増えることは必然であると考えます．

- 呼吸器疾患ですので，症状は咳嗽や気道分泌物，呼吸困難，胸痛，喀血など多岐にわたります．最初は微熱だけであっても，肺炎さらに急性呼吸促迫症候群（acute respiratory distress syndrome：ARDS）に至るなど，重症化するケースもあります．そのため，バイタルサインを測定し，症状の早期発見と増悪の予防につなげることが看護師の役割だと思います．

[1] GLOBAL STATUS REPORT ON ROAD SAFETY, World Health Organization（WHO），2008

**著者プロフィール**（高田寛之）
倉敷中央病院CCU-Cに所属．2016年 集中ケア認定看護師の資格を取得．
バイタルサインを測定しても，何が起きているかわからないこともあると思います．私は「よくわからないけど，まあいいか！」で終わらせず，常にアセスメントすることを大事にしています．

## 呼吸回数

- まず，**呼吸回数を確認**🔍します．安静時における呼吸と胸郭の動きを確認し，呼吸回数と深さ，リズムを診る必要があります．もし，呼吸不全を起こしていれば呼吸数は上昇してきます．呼吸は循環と相関していますので，循環に異常があれば呼吸が補おうとするために呼吸数が増えます．たとえば，末梢で酸素需要が増大すれば呼吸中枢が刺激されるので，呼吸数が増えます．また，末梢で酸素不足になれば嫌気性代謝が起こるので，乳酸が産生され代謝性アシドーシスになり，代償反応として呼吸数が増えてきます．このようなことから，呼吸数を測定することが重要であることは理解できると思います．

🔍 臨床知1

### 臨床知1　呼吸回数測定の工夫

呼吸数は正確に1分間で何回呼吸をしているか測定できればよいのですが，業務多忙であれば，なかなか難しいと思います．私は，呼吸数は30秒を2倍して測定しています．しかし，リズム不正がある場合は1分間測定しています．もし，「患者数が多く，そんな時間すら惜しい！」という方がいらっしゃれば「いつもより呼吸が早そうな気がする」「よくわからないけど，なんかしんどそう」という懸念を感じたときに呼吸回数を測定することから意識して行ってください．

## 呼吸パターン

- 呼吸パターンにも注意する必要があります．正常な呼吸パターンは成人の場合1分間に12～16回の呼吸数，1回の呼吸につき体重1kgあたり6～8mLの換気量，約1：2という吸気と呼気の規則的なリズムです．異常呼吸パターン **表1** が身体に及ぼす影響として重要なものは，換気量および肺胞換気量の減少です．換気量の減少した呼吸では，正常な呼吸に比べ，口腔および鼻腔から，終末細気管支（解剖学的死腔）に満たされるガス量の占める割合が大きくなるため，換気の効率が悪くなります．その結

### 表1　異常呼吸パターン

| 名　称 | 呼吸の型 | 特　徴 |
|---|---|---|
| チェーン・ストークス呼吸 |  | 過呼吸と無呼吸が起こる．周期的脳出血や脳震盪，尿毒症，重症心不全，薬剤性呼吸抑制など．小児や高齢者では睡眠中にこの呼吸パターンがみられることがある． |
| ビオー呼吸 |  | 過呼吸と無呼吸が不規則に起こる．突然，呼吸が深くなったり浅くなったり，短期間の無呼吸状態が混じる．髄膜炎，延髄の疾患でよくみられる． |
| クスマウル呼吸 |  | 規則正しく，深く大きな呼吸である．呼吸数は正常または減少する．糖尿病性ケトアシドーシス，尿毒症，重症下痢などでみられる． |

果，身体各所への酸素供給量の低下が重篤になると，生命に影響を及ぼします．呼吸が深いか浅いかも大事な所見です[2]．浅い呼吸で呼吸数が上がっていれば，換気が十分にできていない可能性があり，血液ガスで$CO_2$貯留の評価が必要です．深い呼吸は糖尿病性ケトアシドーシスや尿毒症でみられるクスマウル呼吸の初期の可能性があります．

## 呼吸筋

● 呼吸筋を観察することで，その人に呼吸器疾患があるかどうかを見きわめることができます．COPDの患者では内因性PEEPにより吸気負荷がかかり呼吸仕事量が増加し，呼吸困難がみられます[3]．また，口すぼめ呼吸は呼出時に，すぼめた口から吐き出すことにより気道内を陽圧に保ち，呼出時の気道虚脱を抑制し呼気流量制限を軽減させます．その結果，胸鎖乳突筋，斜角筋など呼吸補助筋の発達を確認します．また，COPDは肋間吸気筋および横隔膜だけでは十分には胸郭を広げることができません．呼吸補助筋により胸郭を上方へ引き上げ，肺が過膨張したことにより胸郭も膨張していき，ビア樽状胸郭と称される胸郭前後径の増大をみとめることも特徴です．

### 最近のトピックス～新型たばこ～

COPDの最重要の外因性因子は喫煙であると『COPD（慢性閉塞性肺疾患）診断と治療のためのガイドライン』に記されています[4]．日本たばこ産業の「2017年全国たばこ喫煙者率調査」によると，成人男性の平均喫煙率は28.2％でした．これは，昭和40年以降のピーク時（昭和41年）の83.7％と比較すると，50年間で55ポイント減少したことになります[5]．しかし，最近は新型たばこの喫煙者が増加傾向です．世間的に新型たばこは今までのたばこより害が少ないという誤った知識が広まっていますが，十分な検証はされていません．患者からも「新型たばこは大丈夫でしょ」という言葉を聞くことがあります．2017年10月には日本呼吸器学会から「非燃焼・加熱式タバコや電子タバコに対する見解」[6]，日本禁煙推進医師歯科医師連盟も同10月に「加熱式タバコに対する運営委員会緊急声明」[7]を発表しています．詳細はここでは割愛させていただきますが，患者指導時に誤った知識を提供しないように注意しましょう．

## 触 診

● 看護師は患者の胸部背面に手をあて，「ひとーつ，ひとーつ」と繰り返し低音で声を出してもらい，手を下げていきます 図1．**手に伝わる振動が胸壁に伝わる強さと左右差がないかを診る（触覚振盪音）**ことで，胸郭内部の異常を推測できます．大量胸水があると「おー」という低周波数の音の伝導が減弱するために，触覚振盪音が減弱するといわれています[8]．触覚振盪音が亢進している場合は，肺内に空気より液体が多いため，痰や胸水の貯留，無気肺，気胸，広範囲の胸膜肥厚などがある可能性があります[8]．

---

[2] 長野広之：呼吸数きちんととっていますか？ レジデントノート 18 (3)：492-5, 2016
エビデンスレベル 6

[3] 小川浩正：COPDの臨床所見と生理的背景．医学のあゆみ 245 (2)：156-8, 2013
エビデンスレベル 6

[4] 日本呼吸器学会COPDガイドライン第4版作成委員会 編："COPD（慢性閉塞性肺疾患）診断と治療のためのガイドライン（日本呼吸器学会編）第4版"．メディカルレビュー社, 2013
エビデンスレベル 5

[5] 日本たばこ産業：2017年「全国たばこ喫煙者率調査」https://www.jti.co.jp/investors/library/press_releases/2017/0727_01.html（2018.4参照）
エビデンスレベル 5

[6] 日本呼吸器学会：非燃焼・加熱式タバコや電子タバコに対する見解 http://www.jrs.or.jp/uploads/uploads/files/photos/hikanetsu_kenkai.pdf（2018.4.9参照）
エビデンスレベル 5

[7] 日本禁煙推進医師歯科医師連盟：加熱式タバコに対する運営委員会緊急声明 http://www.nosmoke-med.org/wp/wp-content/uploads/2015/11/171101_運営委員会緊急声明_v2.pdf（2018.4.9参照）
エビデンスレベル 5

臨床知 2

[8] 土屋美和子 他：胸水のフィジカル診断．レジデント 3 (4)：28-34, 2010
エビデンスレベル 6

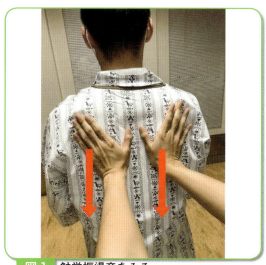

図1 触覚振盪音をみる

**臨床知2　坐位を嫌がる患者への工夫**

触覚振盪音は患者が端坐位や立位のときに行うことで評価できます．患者によっては，バイタルサイン測定のたびに座らされることを嫌がる可能性があります．そのため，私は理学療法士と協力したり私がリハビリを実施する際などに評価し，患者の負担にならないように心がけています．

## 聴診

- 呼吸音と副雑音の有無を聴取します．呼吸音は肺炎，胸水貯留，気胸などで低下します．また，間質性肺炎などでは，気管支呼吸音が肺胞底部などの異常部位で聴かれ，気道の閉塞性疾患では呼気延長がみられます．副雑音にはラ音があり，連続性および断続性があります．連続性ラ音は，気道狭窄などで聴かれます．断続性ラ音は，吸気初期に聴かれる水泡音（気道炎症性疾患など）と，吸気末期に聞かれる捻髪音（間質性肺炎など）があります　表2．

表2 断続性ラ音と連続性ラ音の特徴

| ラ音 | 名称 | 音の聴こえ方 | 疾患 |
|---|---|---|---|
| 断続性ラ音 | 水泡音（coarse crackles） | ブツブツ | 気道炎症性疾患など |
|  | 捻髪音（fine crackles） | バリバリ | 間質性肺炎など |
| 連続性ラ音 | 笛音（wheeze） | ヒューヒュー | 気道に関連する病変 |
|  | いびき音（rhonchi） | グーグー |  |

### 聴診器の持ち方

聴診器の持ち方は，ダイアフラム全体と皮膚が均一に密着するように，チェストピース全体を持つようにします 図2 ．チェストピースとチューブのつなぎ目を持って，皮膚に当てるだけの持ち方 図3 では，十分に皮膚と密着せず，うまく音を聴取することができません[9]．

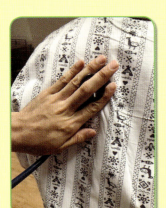
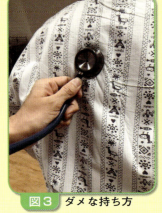

| 図2 正しい持ち方 | 図3 ダメな持ち方 |

[9] 尾野敏明：フィジカルアセスメントの落とし穴とQ&A."重症患者の呼吸器ケアエキスパートの目線と経験知"道又元裕 監，日総研出版，pp111-20, 2011
エビデンスレベル6

## 呼吸困難

- 呼吸器疾患の症状のなかでも，患者が死を意識するのは呼吸困難であるといわれています[10]．また，息が苦しい，息ができない苦痛や努力性呼吸の様子は，患者だけでなく，家族の不安も大きくさせます．そのため，呼吸困難の程度を評価し早期に症状緩和を行うことが必要です．呼吸困難の量を評価するスケールにはNRSやVAS，質的評価にはCDSなどがあります[10]．

[10] 日本緩和医療学会緩和医療ガイドライン作成委員会 編："がん患者の呼吸器症状の緩和に関するガイドライン（2016年版）"．金原出版，2016
エビデンスレベル5

### 呼吸困難の量的評価

- NRS（Numerical Rating Scale）は0-10を両端とし，間にアンカーポイントが記載されています 図4 ．
- VAS（Visual Analoge Scale）は水平あるいは，垂直にひかれた100 mmの直線上で，その両端に両極端の状態を記載し，患者は自分の状態がもっとも当てはまる線上にマークします 図5 ．

### 呼吸困難の質的評価

- がん患者の呼吸困難の質を測定するスケールに関してですが，国内で開発

| 0 1 2 3 4 5 6 7 8 9 10 |

図4 NRS（Numerical Rating Scale）

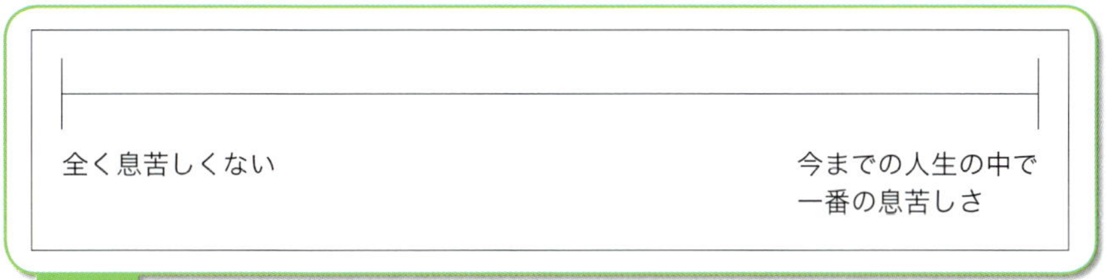

| 全く息苦しくない | 今までの人生の中で一番の息苦しさ |

**図5** VAS（Visual Analogue Scale）

されたCDS（Cancer Dyspnea Scale）の使用が推奨されています。CDS[1]は、①呼吸努力感を測定する5項目の質問、②呼吸不快感を測定する3項目の質問、③呼吸不安感を測定する4項目の質問、合計12項目の質問から構成され、各質問に対して「1：いいえ」から「5：とても」の5段階で回答します。得点が高いほど強い呼吸困難を表します（最高得点：呼吸努力感20点、呼吸不快感12点、呼吸不安感16点、総合48点）。CDSは、意識がはっきりとしていて、比較的全身状態が保たれている患者が対象で、呼吸困難出現時や増悪時などでの使用が推奨されています。

[1] Chochinov HM et al : Will to live in the terminally ill. Lancet 354：816-9, 1999
エビデンスレベル1a

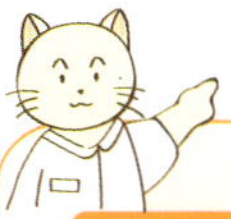

**臨床知3　多職種と連携し、呼吸困難の緩和をめざそう**

呼吸困難の評価だけでは看護になりません。目標は良いスケールを使用することではなく、呼吸困難を感じている患者を安楽にすることです。呼吸困難を感じている患者の傍で寄り添うことは大事な看護ですが、症状緩和につながる可能性は低いと思っています。大事なことは多職種との関わりです。多職種と話しあい、呼吸困難を緩和するためにはどういう方法がよいか、早期から検討し介入することが、患者にとって最善のケアにつながると考えます。

## おわりに

- 呼吸状態を改善しなければ、酸素が組織に運搬されず循環機能を維持できません。患者を注意深く観察し、異常の早期発見につなげられるように日々のバイタルサイン測定を行ってください。

II. 疾患別バイタルサインの一歩進んだ見方

# 循環器疾患患者とバイタルサイン
~バイタルサインをみて循環動態を把握しよう~

北海道循環器病院 看護部
(集中ケア認定看護師)　佐藤 大樹

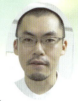

## エビデンス & 臨床知

**エビデンス**
- ☑ バイタルサインは患者の身体状況を示している．
- ☑ 急性心不全はクリニカルシナリオで状況を判断する．
- ☑ 呼吸回数は身体状況の変化に合わせて増減する．
- ☑ 非侵襲的陽圧換気（NPPV）は急性心不全治療に有効．
- ☑ 高血圧は循環器疾患のリスク要因である．

**臨床知**
- ☑ 脈拍数と心拍数の違いに注意する．
- ☑ NPPV が有効かどうかは，呼吸数と脈拍数で確認．
- ☑ 本物の高血圧なのかを判断する．

## 循環患者の重症度を判断する

- バイタルサインは基本的に，①体温，②脈拍数，③血圧，④呼吸回数，⑤意識状態を患者から直接測定し記録していきます．酸素飽和度を測定する機器は，酸素飽和度のみではなく脈拍数が測定できます．簡易的に測定できますので，近年では酸素飽和度もバイタルサインの一つに加えられます．

- バイタルサインは患者の身体状況を示しています．**身体状況が悪化すれば，それぞれの値が上下することでわれわれにサインを示します**．脈拍数のみが上昇していれば，不整脈の出現などが考えられます．脈拍数と呼吸回数が上昇し SpO₂ が低下しているのであれば，**急性心不全をひき起こしている可能性**も考えられます．異常なサインが複数出現しているのは，患者の重症度が上がっている証拠になります．

> エビデンス1
>
> 臨床知1

---

**著者プロフィール**（佐藤大樹）
2000 年 北海道医療大学 看護福祉学部看護学科卒業
2000～2004 年 慶應義塾大学病院 GICU，2004～現在 社会医療法人 北海道循環器病院
2008 年 集中ケア認定看護師 取得，2017 年 特定行為研修修了（5区分 14 行為）
バイタルサインとフィジカルアセスメントは看護技術としては基本的で地味ですが，患者の状態を把握するうえでとても大切な技術です．毎日患者に実施して日々鍛錬することで判断する能力が向上します．私も毎日患者に聴診器をあてています．

## エビデンス 1

### National Early Warning Score（NEWS）

バイタルサインから重症度を読み解くツールとして National Early Warning Score（NEWS）[1]が挙げられます 表1．このスコアはイギリスで一般化されている判断ツールとなっています．スコアが高ければ重篤ですので，原因となる疾患に対して早急に対応する必要があります．

[1] Royal College of Physicians："National Early Warning Score (NEWS) 2 Standardising the assessment of acute-illness severity in the NHS". Updated report of a working party. London：RCP, pp28-30, 2017

**表1 National Early Warning Score（NEWS）**

| PHYSIOLOGICAL PARAMETERS | 3 | 2 | 1 | 0 | 1 | 2 | 3 |
|---|---|---|---|---|---|---|---|
| 呼吸回数 | ≦8 | | 9-11 | 12-20 | | 21-24 | ≧25 |
| 酸素飽和度 | ≦91 | 92-93 | 94-95 | ≧96 | | | |
| 酸素療法 | | Yes | | No | | | |
| 体温 | ≦35.0 | | 35.1-36.0 | 36.1-38.0 | 38.1-39.0 | ≧39.1 | |
| 収縮期血圧 | ≦90 | 91-100 | 101-110 | 111-219 | | | ≧220 |
| 心拍数 | ≦40 | | 41-50 | 51-90 | 91-110 | 111-130 | ≧131 |
| 意識レベル | | | | 覚醒 | | | 刺激に反応なし |

**臨床知 1　心拍数が頻脈，脈拍数が徐脈の場合は，急性心不全に注意する**

NEWSでは心拍数でスコアをつけていますが，病棟などモニタが身近にない場合は脈拍数で判断します．しかし，心房細動などの不整脈がある場合には，「心拍数＝脈拍数」になりません．心拍数が頻脈になっていても有効な拍出量がない場合には，脈拍数で徐脈になる場合があります．このような場合，全身に有効な循環血流が確保されないため，急性心不全などをひき起こす場合がありますので注意が必要です．ICUでは動脈ラインの波形を確認すると血圧に反映していない波形を視覚的に見ることができます 図1．

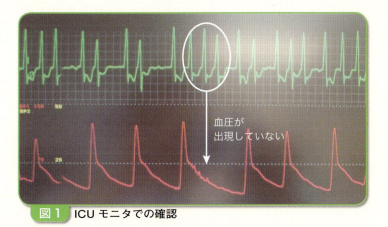

図1　ICUモニタでの確認

病棟では酸素飽和度を測定する機器の波形を確認するとわかります 図2 .

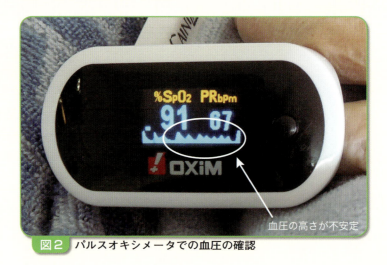

血圧の高さが不安定

図2 パルスオキシメータでの血圧の確認

## 急性心不全の対応

- 循環器疾患がある場合，患者の状態が悪化すると急性心不全をひき起こします．院内急変や救急車で緊急搬送される患者が数多くみられます．心機能は低下し，全身に有効な酸素が供給することが困難となります．早急に対応しなければ患者の状況は悪化するばかりです．呼吸困難感や起坐呼吸，浮腫などさまざまな症状が出現します．また，バイタルサインにも大きな変動がみられます．
- 急性心不全となるには原因があります．それぞれの原因を早期に判断し適切な対応を行う必要があります．
- 急性心不全は身体状況によって5つに分類され，それぞれに対応策が異なります．クリニカルシナリオ（CS） 表2 は強いエビデンスはありませんが，患者の身体状態からどのような対応を行えばよいのかを早急に判断できるツールとなっています．急性心不全をひき起こした患者のバイタルサインの特徴は，①頻脈，②頻呼吸，③血圧変動，④酸素飽和度の低下です．血圧は高い場合と低い場合があります．クリニカルシナリオ1～3（CS1～3）では収縮期血圧に着目し分類しています．またクリニカルシナリオ5では収縮期血圧によって利尿薬・強心薬・血管収縮薬の選択が分類されています．

　エビデンス2

- CS1, 2, 4に有効とされているのは，非侵襲的陽圧換気（NPPV）です．『急性心不全治療ガイドライン』における初期対応において，クラスⅠ～Ⅱに位置しています．**NPPVを装着すると静脈還流が低下するため，心臓にかかる負担が減少します**．同時に肺胞に圧力をかけることで，肺胞に漏出した体液を抑えて酸素化が改善します．

　臨床知2

## 表2 クリニカルシナリオ（CS）

### 入院時の管理

- 非侵襲的監視：SaO₂，血圧，体温
- 酸素
- 適応があれば非侵襲的陽圧呼吸（NPPV）
- 身体診察
- 臨床検査
- BNP または NT-pro BNP の測定：心不全の診断が不明の場合
- 心電図検査
- 胸部X線写真

| CS1 | CS2 | CS3 | CS4 | CS5 |
|---|---|---|---|---|
| 収縮期血圧（SBP）>140 mmHg | SBP 100〜140 mmHg | SBP<100 mmHg | 急性冠症候群 | 右心不全 |
| ・急激に発症する<br>・主病態はびまん性肺水腫<br>・全身性浮腫は軽度：体液量が正常または低下している場合もある<br>・急性の充満圧の上昇<br>・左室駆出率は保持されていることが多い<br>・病態生理としては血管性 | ・徐々に発症し体重増加をともなう<br>・主病態は全身性浮腫<br>・肺水腫は軽度<br>・慢性の充満圧，静脈圧や肺動脈圧の上昇<br>・その他の臓器障害：腎機能障害や肝機能障害，貧血，低アルブミン血症 | ・急激あるいは徐々に発症する<br>・主病態は低灌流<br>・全身浮腫や肺水腫は軽度<br>・充満圧の上昇<br>・以下の2つの病態がある<br>①低灌流または心原性ショックをみとめる場合<br>②低灌流または心原性ショックがない場合 | ・急性心不全の症状および徴候<br>・急性冠症候群の診断<br>・心臓トロポニンの単独の上昇だけではCS4に分類しない | ・急激または緩徐な発症<br>・肺水腫はない<br>・右室機能不全<br>・全身性の静脈うっ血所見 |

### 治　療

| | | | | |
|---|---|---|---|---|
| ・NPPV および硝酸薬<br>・容量過負荷がある場合を除いて，利尿薬の適応はほとんどない | ・NPPV および硝酸薬<br>・慢性の全身性体液貯留がみとめられる場合に利尿薬を使用 | ・体液貯留所見がなければ容量負荷を試みる<br>・強心薬<br>・改善がみとめられなければ肺動脈カテーテル<br>・血圧<100 mmHg および低灌流が持続している場合には血管収縮薬 | ・NPPV<br>・硝酸薬<br>・心臓カテーテル検査<br>・ガイドラインが推奨するACSの管理：アスピリン，ヘパリン，再灌流療法<br>・大動脈内バルーンパンピング | ・容量負荷を避ける<br>・SBP>90 mmHg および慢性の全身性体液貯留がみとめられる場合に利尿薬を使用<br>・SBP<90 mmHg の場合は強心薬<br>・SBP>100 mmHg に改善しない場合は血管収縮薬 |

### 治療目標

| | | | | |
|---|---|---|---|---|
| ・呼吸困難の軽減<br>・状態の改善 | ・心拍数の減少<br>・尿量 > 0.5 mL/kg/分 | | ・収縮期血圧の維持と改善<br>・適正な灌流に回復 | |

（文献2を参照して作成）

### エビデンス2

#### クリニカルシナリオ（CS）

2008年にヨーロッパと米国の循環器，救急，集中治療の専門医らが急性心不全の早期治療に関する勧告としてクリニカルシナリオを作成しました．日本でも『急性心不全治療ガイドライン』（2011年）[2]に，急性期診断のための症状と身体所見として，クリニカルシナリオが明記されています．クリニカルシナリオは，患者が急性心不全となった時点から治療を開始した数時間後までの治療経過を明らかにすることを目的にしたものです．NPPVは『急性心不全治療ガイドライン』において初期対応として有効であることが明記されています．Liesching

[2] 日本循環器学会 他：循環器病の診断と治療に関するガイドライン．急性心不全治療ガイドライン（2011年改訂版），p15 http://www.j-circ.or.jp/guideline/pdf/JCS2011_izumi_h.pdf（2018.3.23参照）

ら[3]の報告にも，急性期 NPPV の適応として心原性肺水腫が強いエビデンスがあると明記されています 表3.

[3] Liesching T et al: Acute applications of noninvasive positive pressure ventilation. Chest 124：699-713, 2003
エビデンスレベル 1a

表3 急性呼吸不全に対する NPPV エビデンス

| 強いエビデンス |
|---|
| COPD 急性増悪 |
| 急性心原性肺水腫 |
| 免疫不全に合併する呼吸不全 |

### 臨床知 2　NPPV を装着したら，呼吸回数と脈拍数をみる

NPPV を装着した場合，有効性を判断する材料としてバイタルサインが挙げられます．とくに呼吸回数と脈拍数に着目します．NPPV が効果的であれば脈拍数は減少し，呼吸回数も減少します．2 時間経過しても頻脈・頻呼吸が改善しない場合は効果がないと判断し，挿管による人工呼吸器管理を医師に提案していく必要があります．

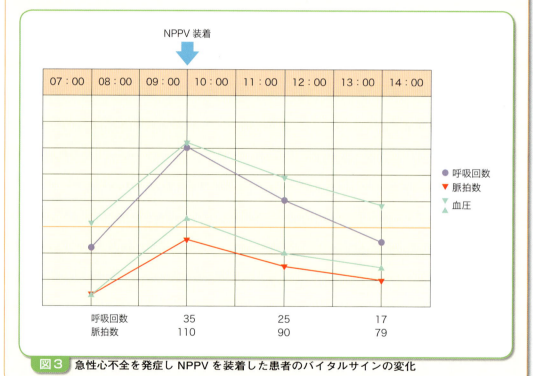

図3　急性心不全を発症し NPPV を装着した患者のバイタルサインの変化

## ショックに対応する

- ショック状態とは，原因はさまざまですが，急性循環不全によって酸素とエネルギーが全身に供給することが困難になった状態をいいます．①循環血液量減少性ショック，②心原性ショック，③心外閉塞性ショック，④血液分布異常性ショックの4つに分類されます．

●ショック状態を示す徴候として，ショックの5徴〔顔面蒼白（pallor），虚脱（prostration），冷汗（perspiration），脈拍触知不能（pulselessness），呼吸促迫（pulmonary insufficiency）〕があります．ショック症状のなかでバイタルサインで変化をひき起こすものは，①虚脱，②脈拍触知不能，③呼吸促迫です．①虚脱は，循環不全により脳循環が不良となることで意識障害がひき起こされます．②脈拍触知不能は，循環不全によって心拍出量が減少することで，動脈を触知できる部位で動脈触知ができなくなることを意味します．③呼吸促迫は，循環不全によって各臓器に酸素が供給されなくなります．身体は全身に酸素を供給する必要があるため，**呼吸回数を増加し酸素を取り込もうとします**．

 **エビデンス3**

### 呼吸回数は身体状況の変化に合わせて上下する

ショック状態になると，身体は危機的状況を回避しようとします．交感神経を優位にすることで，アドレナリンが全身に作用します．脈は頻脈となり，末梢動脈が収縮することで血圧は上昇します．心収縮力が低下している場合は，アドレナリンが分泌されていても血圧上昇はみられません．全身の酸素供給が不良となるため呼吸数は増加し，身体に酸素を取り込もうとします．予想外の院内死亡を調査した研究論文[4]の結果は，呼吸回数が増加するパターンが示されています．

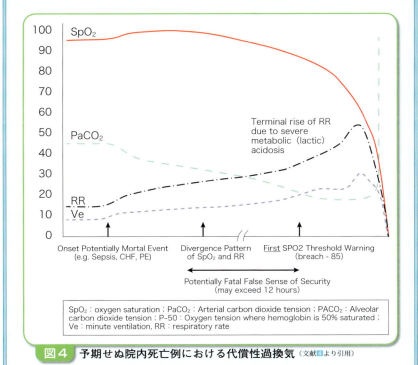

[4] Lynn LA et al：Patterns of unexpected in-hospital deaths：a root cause analysis. Patient Saf Surg 5（1）：3, 2011

**図4** 予期せぬ院内死亡例における代償性過換気 （文献[4]より引用）

身体状況は悪化するごとに頻呼吸が出現します．ときおり呼吸回数の

みが多くなっている患者を見かけることが経験上あります．その際は原因がわかりませんが，時間の経過とともに発熱や頻脈をともない，感染症や心不全の前駆症状だったことが明らかになります．呼吸回数は患者の身体状況の変化に合わせて上下します．バイタルサインには必ず入力してください．

## 高血圧は循環器疾患の危険要因

- 心不全は糖尿病，冠動脈疾患，弁膜症などさまざまな要因によってゆっくりと病状が進行していきます．厄介なのが無症候性で，「隠れ心不全」などともよばれます．患者を心不全にさせないことも，われわれ看護師のケアに必要な援助です．

- 身体状態が安定している患者にバイタルサイン測定を行った際に注目すべきは血圧です．高血圧は心不全を悪化させる要因の一つです．血圧が高くなると血管に負担がかかります．高血圧が長期化すると動脈硬化をひき起こします．動脈硬化になると血流が阻害されますので，心臓に負担がかかります．心筋は肥大し心不全へと移行してしまいます．『高血圧治療ガイドライン 2014』では 140/90 mmHg 未満にすることが推奨されています🔍．

🔍 エビデンス 4

### エビデンス 4

#### 収縮期血圧は 140 mmHg 未満

2014 年に出された『高血圧治療ガイドライン』[5]で提唱されている血圧です．収縮期血圧は 140 mmHg 未満にすることが明記されています．高齢者になると加齢にともない動脈が硬くなりますので，血圧の値は高く設定されています．2017 年には『高齢者高血圧診療ガイドライン』[6]が出されました．このガイドラインでは高齢者でも 140/90 mmHg 未満を目標に治療することが推奨されています．

表4　降圧目標

| | 診察室血圧 | 家庭血圧 |
|---|---|---|
| 若年，中年，前期高齢者患者 | 140/90 mmHg 未満 | 135/85 mmHg 未満 |
| 後期高齢者患者 | 150/90 mmHg 未満<br>（忍容性があれば<br>140/90 mmHg 未満） | 145/85 mmHg 未満（目安）<br>（忍容性があれば<br>135/85 mmHg 未満） |
| 糖尿病患者 | 130/80 mmHg 未満 | 125/75 mmHg 未満 |
| CKD 患者（蛋白尿陽性） | 130/80 mmHg 未満 | 125/75 mmHg 未満（目安） |
| 脳血管障害患者<br>冠動脈疾患患者 | 140/90 mmHg 未満 | 135/85 mmHg 未満（目安） |

（文献[5]より引用）

[5] 日本高血圧学会高血圧治療ガイドライン作成委員会：高血圧治療ガイドライン 2014, p35
http://www.jpnsh.jp/data/jsh2014/jsh2014v1_1.pdf（2018.3.23 参照）
エビデンスレベル 1a

[6] 日本老年医学会：高齢者高血圧診療ガイドライン 2017．日老医誌 54：1-63, 2017
エビデンスレベル 1b

**臨床知3**

**血圧測定時の状況を記録に残そう**

高血圧を診断するには血圧測定を行います．家庭で測定する場合，外来で測定する場合，病棟で測定する場合，手術後に測定する場合，救急車で搬送された直後に測定する場合など，測定する環境や条件が異なります．患者自身がリラックスした状態で測定された血圧であれば，適切な値を示すと考えられます．

しかし，興奮や寒暖差，精神的なストレス，痛みなどの精神的ストレス，過活動性のせん妄などの場合では，血圧は高く測定される場合が多くみられます．看護実践の場で多用される電子血圧計も，患者が過活動な場合や力が入っている場合でも計測したままの血圧を表示してしまいます．実際には高血圧ではないもにかかわらず，降圧薬によって治療を開始してしまうケースもあります．すると降圧薬の効果が出現したのちにリラックスした状態に変化すると，低血圧に陥ってしまう場合もあります．

血圧を測定する際には患者が安静にしているか，興奮状態にないかを確かめて行ってください．急変時や痛みが出現している場合など，高血圧になりやすい状況で測定しなければならない場合は，測定した状況を記録に残しておく必要があります．

---

**好評発売中**

**重症患者ケア** 6巻4号特集

# 輸液管理を極める

―精密な知識と実践的スキルをめざして！―

特集編集　道又元裕

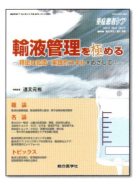

B5判／4色刷　236頁
定価（本体3,400円＋税）

より深く学びたい
ナース，スタッフの
ために実践と根拠を解説！

● 酸塩基異常と輸液の基本的知識から周術期の輸液管理まで，この一冊で輸液のすべてがわかる！
● 初心者向けでは飽き足らない専門的な知識も網羅！

**総合医学社**　〒101-0061　東京都千代田区神田三崎町1－1－4
TEL 03(3219)2920　FAX 03(3219)0410　http://www.sogo-igaku.co.jp

Ⅱ. 疾患別バイタルサインの一歩進んだ見方

# 脳神経・循環（脳循環）疾患患者とバイタルサイン
～頭の中で何が起きてる!? 頭蓋内における変化をよみとれ！～

和歌山県立医科大学附属病院 高度救命救急センター ICU
（副看護師長，集中ケア認定看護師）
穴井 聖二（あない せいじ）

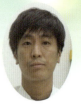

## エビデンス & 臨床知

### エビデンス
- ☑ ICP 亢進症例では頭位を 15～30°挙上させる．しかし，CPP を低下させない．
- ☑ くも膜下出血後の管理は，CPP を低下させない範囲で，再出血予防が重要．
- ☑ 脳血管攣縮による脳梗塞を予防するためには，脱水を予防し，正常循環血液量を維持する．
- ☑ 脳出血急性期の血圧は，できるだけ早期に収縮期血圧を 140 mmHg 未満に降下させる．

### 臨床知
- ☑ ICP に影響を与える要因を理解した呼吸管理が重要．
- ☑ 肺水腫に対する治療は，脳循環維持と相反する一面を有する場合がある．
- ☑ 神経症状の経時変化を医師とともに共通認識するために NIHSS で評価する．

## はじめに

● バイタルサインの変化は，疾病の徴候や生命の危機を表します．よって看護師は，正確な測定技術と，各種バイタルサインのもつ意味を正しく理解することが大切です[1]．バイタルサインを見るときには，患者が本来，正常な機能を働かせ，維持することができる状態であるのかを測定し，判断する必要があります．しかし，閉鎖空間である頭蓋内の変化を，臨床所見から判断するのは容易なことではありません．

● 脳神経・脳循環疾患患者のバイタルサインを測定する際，頭蓋内でどのようなことが起こりうるのかを理解しておくことがとても重要です．そのことを理解しておけば，患者のバイタルサインの変化と結びつけることができるのではないでしょうか．ここでは，各脳神経・脳循環疾患患者の病態を理解したうえで，バイタルサインの変化をどのように判断するかについて述べていきます．

[1] 伊藤正男 他編："医学書院医学大辞典 第2版"．医学書院, p2207, 2009

### 著者プロフィール（穴井聖二）
2004 年 和歌山県立医科大学附属病院入職，一般病棟に勤務，2005 年 集中治療室（ICU）配属
2014 年 集中ケア認定看護師資格取得

患者の要望に応え，生活を支援することも看護師の役割です．患者のほんの小さな変化も，患者自身の訴えではないでしょうか．私たちにできることはたくさんあります．今回の執筆をとおして，ガイドラインは年々，少しずつ変わっていることを再確認しました．知識も，情報も常にアップデートしなければ……患者のためにできることを追求していきたいです．

# 脳循環を看る

- 生命活動を司る脳は，血流によって運ばれた酸素とグルコースを用いて活動しています．私たちは，呼吸機能によって生じた酸素加ヘモグロビンとグルコースが，循環機能によって脳に運ばれているかを観察しなければなりません．正常な脳には，脳への安定した血液供給を行うための機能として，**脳自動調節能（autoregulation）** があります．これは，血圧変動があっても，脳血流量を一定に保つ機能です．しかし，脳卒中のようにダメージを受けた脳は，この機能が働かず，血圧依存性となります．そうなると，血圧低下がすぐに脳血流量低下につながります．

- 閉鎖空間である頭蓋内に血液が送られているかの指標の一つが，脳灌流圧（CPP①）です．これは**脳灌流圧（CPP）＝平均動脈圧（MAP②）－頭蓋内圧（ICP③）** で算出されます．数分間血流が停止すると，脳は致命的な障害を受けます．障害を受けた脳細胞のダメージを最小限にとどめるためにも，脳循環の観察に細心の注意を払わなければなりません．

**臨床知 1**
① CPP：cerebral perfusion pressure
② MAP：mean arterial pressure
③ ICP：intracranial pressure

**エビデンス 1**

## 臨床知 1　脳自動調節能（autoregulation）の破綻

正常な人は血圧が一定の範囲内（収縮期血圧 60〜160 mmHg）で変化しても autoregulation のはたらきにより脳循環は一定に保たれます．たとえば，臥床状態から立位になると，心臓から脳への圧力に変化が生じます．しかし，autoregulation が正常に機能すれば脳血流は一定に保たれるというわけです．

これが障害された場合，血圧を上げると脳血流が増え脳浮腫も増強します．また，血圧を下げすぎると十分な脳血流量が得られないという危険が生じます．脳血流は優先も制限もされにくい状態であるため，ポジショニングやケアによる影響を受けやすいといえます．このような状態のとき，厳密な循環管理と，注意深い神経学的所見の観察が必要となります．

## エビデンス 1　ICP 低下を目的とした頭位挙上では CPP 低下に注意

『重症頭部外傷治療・管理のガイドライン第 3 版』[2]では CPP を 50〜70 mmHg に管理することが推奨され，MAP を 90 mmHg 以上に保つことが妥当とされています．脳への血流を意識した観察が何より重要です．

『脳卒中治療ガイドライン 2015』[3]では ICP が亢進している症例に対し，頭位を 15〜30°挙上させることが推奨されています．頭部挙上は頸静脈の還流を促進させ，頭蓋内圧の低下につながります．しかし，脱水症例では血圧が低下し，結果的に CPP が低下してしまうため注意が必要です．ICP を下げる際に，CPP を低下させない範囲での降下が望ましくなります．

[2] 日本脳神経外科学会/日本脳神経外傷学会 監：ICU 管理．"重症頭部外傷治療・管理のガイドライン第 3 版"．医学書院，pp35-80，2013

[3] 日本脳卒中学会 脳卒中ガイドライン委員会 編："脳卒中治療ガイドライン 2015"．協和企画，pp61，142-9，209，2015

## ICP亢進

- 頭蓋内は脳実質，血液，脳脊髄液で構成されています．閉鎖空間内の容積は一定で，いずれかの成分が増加すると，いずれかの成分が減少します．ICP亢進に関与する病態は脳卒中や脳腫瘍，頭部外傷などがあります．
- ICP亢進により，脳血流が維持できなくなると，CPPを維持するように代償反応が起こります．心臓は一回拍出量を多くして補おうとする結果，血圧が上昇し，脈圧の大きな徐脈が起こります．これがクッシング徴候です．クッシング徴候をみとめる場合は，脳細胞への血液供給が脅かされていると判断し，早急な対応が必要となります．これがさらに進行し，頭蓋骨によって逃げ場を失った脳実質が，圧の低いほうへと移動する脳ヘルニアを起こします．脳ヘルニア徴候では意識障害，運動麻痺，瞳孔不同がみられます．
- ICP亢進時には，高浸透圧利尿薬の投与，ステロイド投与，バルビツレート療法，低体温療法，呼吸管理，外科的療法（ドレナージ，外減圧術，内減圧術）などが行われます．治療の進行とともに，常にICP上昇がないか観察を継続することが重要です．

## 呼吸管理

- 意識レベルの低下や誤嚥・窒息の可能性がある場合には，**人工呼吸管理**🔍が必要になります．低酸素血症になると，脳へ酸素供給を増やそうと脳血流が増加します．また，高二酸化炭素血症も脳血管が拡張し脳血流が増加します．つまり，いずれも頭蓋内圧上昇をまねきます．よって，低酸素血症を避け，$PaCO_2$は30〜35 mmHgと低めに管理することがガイドライン❷❸では推奨されています．

 臨床知2

 臨床知2

### 呼吸管理がICPに与える影響を考慮する

低酸素血症を予防するためにも，気道クリアランスを維持することは重要です．また，下側（荷重側）肺障害や肺炎予防の観点でも，体位管理やポジショニングが必要です．しかし，脳循環疾患患者では，無理な側臥位により，頸部を屈曲や過伸展させると，内頸動脈の血流低下や，静脈還流障害をひき起こします．また，胸腹部の強い圧迫でも静脈還流障害が起こる危険性があります．静脈還流障害は，頭蓋内血液量を増加させ，ICP亢進の原因になります．側臥位をとる際は，できるかぎり胸腹部を圧迫しないように配慮し，頸部の過伸展や屈曲を避ける必要があります．

同様に，吸引刺激も胸腔圧を上げ，ICPが上昇する要因となります．不必要な吸引や，無理なスクイージング，咳嗽反射の誘発はICP亢進をまねきます．患者の換気量や呼吸副雑音などから，吸引の必要性を評価したうえで実施する必要があります．

# 病態別アセスメント

## くも膜下出血

- くも膜下出血後の管理は，再出血を予防し呼吸・循環を安定させ，全身状態をととのえることが重要です．そのため，十分な鎮痛・鎮静管理，**血圧管理**が必要となります．嘔吐，呼吸リズムの変調，意識障害，血圧上昇，四肢の運動機能の変化，瞳孔不同など，再出血を疑う所見には注意が必要です．また，頻繁な瞳孔観察は光刺激が加わるため，医師への確認が必要な場合もあります． 〔エビデンス 2〕

- くも膜下出血の重症例では，交感神経系の亢進にともなうカテコラミン過剰分泌によって，たこつぼ型心筋症や神経原性肺水腫を合併することがあります．たこつぼ型心筋症は，可逆的な心筋障害です．ST 上昇や陰性 T 波といった心電図変化に注意する必要があります．神経原性肺水腫は肺静脈圧上昇や肺毛細血管の透過性亢進により生じます．臨床所見としては，肺水腫ですから，息切れ，咳，胸痛を呈し，頻脈，頻呼吸，泡沫痰の出現や coarse crackles が聴取されます．胸部 X 線写真では両側性すりガラス様の陰影や低酸素血症の所見をみとめます．肺水腫を合併すると，人工呼吸器による高い PEEP が必要な場合や，利尿薬を投与する場合があります．しかし，これらの肺水腫に対する治療は，**頭蓋内圧や脳循環に影響を及ぼす可能性**があることを念頭におき，観察しなければなりません． 〔臨床知 3〕

- くも膜下出血後の重篤な合併症に遅発性脳血管攣縮があります．これは，くも膜下出血後第 4〜14 病日に生じる，脳主幹動脈の可逆的な狭窄によるものです．血管の攣縮によって，脳灌流域に虚血を起こし，機能予後に影響を及ぼします．**脳血管攣縮による虚血を予防**するために，正常血圧の維持と，正常循環血液量は維持されているか観察する必要があります． 〔エビデンス 3〕

### 臨床知 3　肺水腫の治療が脳循環維持を妨げる？

重症頭部外傷やくも膜下出血の重症例でみられる神経原性肺水腫では，脳循環も考慮した管理が必要になります．肺水腫に対する高い PEEP は静脈還流を妨げ，ICP を上昇させる可能性があります．また，うっ血に対する利尿薬投与により，脱水のリスクが生じます．このように，神経原性肺水腫に対する治療は，脳循環維持と相反する一面を有していることを念頭においておきましょう．

### エビデンス 2

**血圧管理（くも膜下出血に対する血圧管理）**

AHA/ASA（米国）のガイドライン（2012）[4] では，収縮期血圧 160 mmHg 未満に管理することが提案されています．また，ESO（欧州）のガイドライン（2013）[5] では収縮期血圧 180 mmHg 未満，平均

[4] Connolly ES Jr et al : Guidelines for the management of aneurysmal subarachnoid hemorrhage : a guideline for healthcare professionals from the American Heart Association/American Stroke Association. Stroke 43（6）：1711-37, 2012

血圧 90 mmHg 以上が推奨されています．しかし，わが国での明確な基準値は設けられていません．脳自動調節能の破綻から，脳血流量は血圧依存性となっています．再出血に意識が集中し，CPP を不用意に低下させてしまうと脳組織の虚血につながるため注意が必要です．CPP を低下させない範囲で，再出血予防に努める必要があります．

### エビデンス 3

#### 脳血管攣縮による脳虚血を予防

従来では脳血管攣縮による脳梗塞を予防するために，triple H 療法が一般的でした．triple H 療法とは循環血液量増加（hypervolemia），高血圧療法（hypertension），血液希釈療法（hemodilution）によって脳血流の改善・維持を図る治療です．しかし，『脳卒中治療ガイドライン 2015』[3] では，肺水腫の危険性から，脳血管攣縮予防としての triple H 療法は否定的となりました．triple H 療法の位置づけは，脳血管攣縮後のオプションへと変更されています．私たちは，脳血流の維持を考えなければなりませんが，肺水腫・心不全・脳浮腫などのリスクも考慮して観察しなければなりません．あくまでも，脱水を予防し，正常循環血液量が維持できているか観察することが重要です．

## 脳梗塞

- 脳梗塞急性期における再開通のための治療は，rt-PA（recombinant tissue plasminogen activator）の静脈投与が 4.5 時間以内，脳血栓回収療法は 8 時間以内です[3]．時間経過とともに脳機能の喪失につながります．そのため，適応症例を早期発見し，迅速な対応が求められます．患者の神経学的重症度評価や，rt-PA 適応の判別に多く用いられているスケールが **NIHSS（National Institutes of Health Stroke Scale）** です．
- 脳梗塞は，血管狭窄や塞栓により血流の低下が起こります．虚血中心部の細胞を救うことは困難です．しかし，その周辺のペナンブラ領域の細胞を救うことが重要になります．脳血流を維持するために，血圧は高めに維持し，循環血液量減少を予防しなければなりません．
- 梗塞部位の周囲には浮腫が生じるため，梗塞部位や範囲によって ICP 亢進のリスクが高まります．脳血流を維持しながら，クッシング徴候や脳ヘルニア徴候を見逃さないことが重要になります．また，脳浮腫が存在する場合には，利尿薬や高浸透圧利尿薬を使用することがありますが，脱水には注意が必要です．

> [5] Steiner T et al：European Stroke Organization guidelines for the management of intracranial aneurysms and subarachnoid haemorrhage. Cerebrovasc Dis 35（2）：93-112, 2013

臨床知 4

### 臨床知 4　NIHSS（National Institutes of Health Stroke Scale）

NIHSSは，意識，注視，視野，顔面神経，運動上肢，運動下肢，運動失調，感覚，言語，構音障害，消去現象の11項目からなります．これにより神経学的重症度を点数化します．重傷度やt-PA適応といった初期評価ももちろんですが，神経症状の経時変化を医師とともに共通認識することが重要です．しかし，NIHSSは評価項目が多く，慣れない場合は評価が難しいかもしれません．脳梗塞患者では，前述したように，ペナンブラ領域の細胞を救うことが必要になります．本稿ではNIHSSの各項目における具体的な評価方法については割愛します．しかし，NIHSSのなかに含まれる項目の神経学的所見に変化をみとめた場合には，さらなる情報収集や専門医への相談が必要になることを把握しておきましょう．

## 脳出血

- 脳内出血は脳実質内で血管が破綻することにより起こります．生じた血腫により，脳実質の破壊が起こります．そして，脳浮腫によって神経機能障害をひき起こします．その多くは高血圧性の脳出血であり，急性期では，再出血や出血の広がりを予防するために，厳重に血圧を管理する必要があります．　🔍 エビデンス4

- 発生部位における臨床所見を 表1 に示します．発生した血腫が小さい場合は，局所の神経脱落症状のみが現れます．しかし，血腫による圧迫や脳室内への流入（脳室穿破）によって，髄液の循環障害が生じれば，二次的に水頭症が生じる場合があります．血腫量が多い場合や水頭症が進行した場合は，頭蓋内圧が高まります．さらに進行すると，脳ヘルニア徴候となって現れるため注意が必要です．

### 表1　脳出血発生部位における臨床症状

| 発生部位 | 臨床症状 |
|---|---|
| 被殻出血 | 病巣側への共同偏視や意識障害がみられる．優位半球では失語が，非優位半球では種々の失行・失認・病態失認などが加わることがある |
| 視床出血 | 感覚路の中継点である後外側腹側核や後内側腹側核が障害されると，感覚障害を呈する．内包が障害されると，反対側の片麻痺をきたす |
| 小脳出血 | 突然の強い頭痛，悪心・嘔吐，回転性のめまい，歩行障害などで発症し，四肢の運動をみとめないことが特徴である |
| 脳幹出血（ほとんどが橋出血） | 急速に意識障害が進行し，短時間で昏睡状態に陥り，四肢麻痺，両側の対光反射の保たれた縮瞳，眼球浮き運動，呼吸障害，過高熱，Horner症候群，除脳硬直などを呈し，死亡率も高い |
| 大脳皮質下出血 | 一般的には意識障害はあっても軽度のことが多く，出血部位に一致した大脳皮質症候を呈する |

（文献6より引用）

[6] 児玉南海雄 他："標準脳神経外科学 第14版"．医学書院, pp241-2, 2017

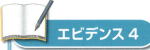

### エビデンス4

#### 高血圧に対する降圧療法

「脳卒中治療ガイドライン2015」[3]では，高血圧症に対して降圧療法が強く勧められています．脳出血急性期の血圧は，できるだけ早期に収縮期血圧を140 mmHg未満に降下させ，7日間維持することを考慮してもよいとされています．脳卒中急性期に投与する降圧薬としては，カルシウム拮抗薬であるカルジピン，ジルチアゼムや，硝酸薬であるニトログリセリン，ニトロプルシドの点滴静注が推奨されています．看護師は，急性期における高血圧をすみやかにとらえ，医師の指示のもと，早急に対応しなければなりません．

### 頭部外傷

- 頭部外傷には，急性硬膜下血腫や急性硬膜外血腫，びまん性軸索損傷，脳挫傷などがあります．他の内因性疾患と同様に，脳組織が腫脹し，ICPが亢進する病態です．また，CPPが低下することで，さらに脳浮腫をまねきます．病態により，ICPセンサが挿入され，CPPを維持しながら，ICP上昇を抑える治療が行われます．意識レベルの評価が困難な場合，ICPモニタリングのほかに生理学的モニタリングとして，持続脳波モニタ 図1 が使用されることがあります．多次元モニタリングによって病態解析に使用されます．また，けいれん波を早期発見することができます．

- 頭蓋内血腫の病態に対しては，脳室ドレナージなどの髄液ドレナージが行われます．呼吸管理や，鎮痛・鎮静，高浸透圧利尿薬の投与，バルビツレート療法などが行われます．それでも制御困難な場合，あるいは制御困難が予想される場合に外減圧術が行われることがあります．頭部外傷の場合も，

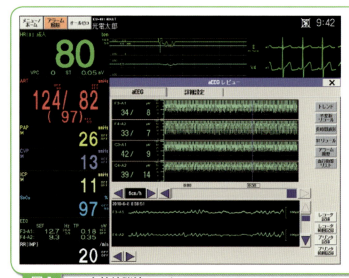
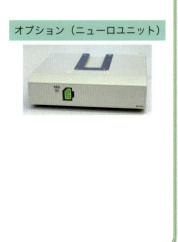

オプション（ニューロユニット）

図1　ICPと持続脳波モニタ（写真提供：日本光電）

CPPを維持するための呼吸循環管理が重要となります．

## まとめ

- 目に見えない変化をとらえるためには，くわしい病態理解が不可欠です．頭蓋内における小さな変化が，バイタルサインとして現れてきます．正常な機能を維持するための状態であるのかを，よくアセスメントし，対応していかなければなりません．

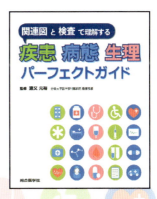

## Ⅱ. 疾患別バイタルサインの一歩進んだ見方

# 手術看護認定看護師から みた術後ケアの注意点
### ～手術・麻酔による影響の理解が，術後合併症の早期発見と早期対応につながります！～

■ 杏林大学医学部付属病院 手術部
（手術看護認定看護師）　羽生　聡 （は にゅう さとし）

## エビデンス&臨床知

### エビデンス

- ☑ 麻酔薬・筋弛緩薬の拮抗薬を投与した後も，遷延薬剤の薬効の有無を観察することが重要.
- ☑ 術後せん妄の治療は，誘発危険因子の除去と適度な刺激が重要.
- ☑ 頻脈・頻呼吸，皮膚所見（冷汗，色調変化），毛細血管再充満時間の延長，尿量減少をみとめたら術後出血を疑う.

### 臨床知

- ☑ 術後に呼吸抑制をみとめる場合は，覚醒刺激なしでの呼吸回数と息苦しさの有無を観察する.
- ☑ 薬物を用いない術後悪心・嘔吐の予防と治療では，内関（PC6）の圧迫が有効.
- ☑ 前腕－指先，脛脛－趾先の触診で温度差がある場合は，原則加温する.

## はじめに

● 手術を受ける患者は，手術侵襲だけでなく麻酔による影響を受けます．呼吸器系，循環器系，内分泌・代謝系などに影響が及ぶため，術後は手術・麻酔による影響を踏まえて観察します．急変の前兆をとらえて，迅速に対応することが重要です.

## 手術・麻酔による影響

● 病名や病期，病変部位，患者の全身状態などから手術方法と麻酔方法が決定されます．手術は開腹手術，開胸手術といった大手術から鏡視下手術などの低侵襲手術まで多岐にわたります．麻酔は全身麻酔のほかに，硬膜外麻酔，脊髄くも膜下麻酔，末梢神経ブロック，浸潤麻酔などがあります．手術方法と麻酔方法により生体への影響は異なります.

*著者プロフィール*（羽生　聡）

杏林大学医学部付属病院へ入職し，手術部勤務7年めで東京女子医科大学看護学部認定看護師教育センターへ入学．2016年 手術看護認定看護師の資格を取得．周術期における患者・家族への継続看護を目標に手術部を中心に活動し，周術期管理センター勤務や病棟研修を経て，現在に至る.

## 手術による影響

● 手術侵襲に対する生体反応の推移は「ムーアの分類」が一般的です．手術直後から数日間持続する第Ⅰ相は傷害期とよばれ，神経・内分泌系の反応が中心となります．心拍数増加や心収縮力増強，血管収縮，糖新生促進，水再吸収促進などの作用により，ホメオスタシスを維持します．手術後3日め前後（転換期）から神経・内分泌反応は鎮静化に向かい，水・電解質平衡は正常化していきます．手術後1週間前後（同化期）からタンパク

**表1** 麻酔で使用する主要な薬剤の一部（術後に影響を及ぼす可能性がある薬剤のみ掲載）

| 分類 | | 薬剤名 | 効果持続時間 | おもな特徴 | | |
|---|---|---|---|---|---|---|
| | | | | 呼吸器系 | 循環器系 | その他 |
| 静脈麻酔薬 | 鎮静薬 | デクスメデトミジン塩酸塩 | （血中半減期約150分） | 呼吸抑制が少ない | 交感神経抑制（血圧低下，徐脈） | 鎮痛・健忘作用は弱い，抗不安作用 |
| | | ミダゾラム | 20分 | 呼吸抑制が強い，舌根沈下 | 循環抑制は弱い | 健忘作用，不穏・せん妄になる時がある |
| | | ジアゼパム | 60分 | ミダゾラム同様 | | 抗不安作用，抗けいれん作用，健忘作用，中枢神経系作用はミダゾラムより弱い |
| | 鎮痛薬 麻薬 | フェンタニルクエン酸塩 | 30〜60分 | 呼吸数減少（呼吸抑制が強い）＊一回換気量の減少は軽度 | 血圧低下作用はおだやか，心筋抑制作用はない | 強力な鎮痛作用，悪心・嘔吐，皮膚掻痒感，腸管運動抑制，急速投与による筋硬直＊硬膜外投与時2〜4時間効果持続 |
| | | モルヒネ塩酸塩 | 3〜5時間 | 呼吸抑制が強い，鎮咳作用 | 循環抑制は弱い | フェンタニルクエン酸塩同様（急速投与による筋硬直除く）＊硬膜外投与時12〜20時間効果持続 |
| | 鎮痛薬 非麻薬 | ペンタゾシン | 2〜3時間 | 呼吸抑制 | 血圧上昇，頻脈 | 強力な鎮痛作用（モルヒネ塩酸塩より弱い），麻薬拮抗作用，天井効果（一定投与量で鎮痛効果変化なし）あり |
| | | ブプレノルフィン | 3〜10時間 | 呼吸抑制 | 血圧低下 | 強力な鎮痛作用（モルヒネ塩酸塩の約40倍），天井効果あり，ナロキソン塩酸塩で完全拮抗不可 |

| 分類 | | 薬剤名 | 効果持続時間 |
|---|---|---|---|
| 筋弛緩薬 | 非脱分極性 | ロクロニウム臭化物 | 20〜90分 ＊吸入麻酔薬のセボフルラン併用で作用時間延長 |
| | | ベクロニウム臭化物 | 60分 |
| | 脱分極性 | スキサメトニウム塩化物 | 10分 |
| 局所麻酔薬 | 硬膜外麻酔 | 塩酸レボブピバカイン | 150〜180分 |
| | | ロピバカイン塩酸塩水和物 | 140〜180分 |
| | | メピバカイン塩酸塩 | 90〜140分 |
| | 脊髄くも膜下麻酔 | リドカイン塩酸塩 | 80〜120分 |
| | | テトラカイン塩酸塩 | 低比重：45〜150分，等比重：45〜60分，高比重：90〜150分 |
| | | 0.5%ブピバカイン塩酸塩水和物 | 等比重：120〜300分，高比重：120〜180分 |

（文献1〜4を参照して作成）

質代謝が同化傾向となり，創傷治癒機転が促進されます．手術後2〜5週間後（脂肪蓄積期）から筋タンパク質の合成が進み，脂肪が蓄積されていきます．術式や基礎疾患，年齢などにより，術後経過や術後痛の程度は異なります．

### 麻酔による影響

● 術直後はさらに，麻酔薬による生体への影響も加味して観察する必要があります．

● 全身麻酔には，①意識消失，②無痛，③筋弛緩，④有害反射の抑制の4要素が必要であり，麻酔薬，鎮痛薬，筋弛緩薬の3種類の薬物を組み合わせて行うバランス麻酔が一般的となっています　表1．併用薬や基礎疾患，年齢などにより効果持続時間は異なります．

## 術後ケアの注意点

● 麻酔科医師は患者の全身状態や術式に応じて全身管理を行っています．手術室看護師は患者が安全・安楽に手術を受けることができるように，診療科医師・麻酔科医師の介助や手術体位の管理，体温管理などを行っています．

**[1]** 富井秋子 編："写真で実践が身につく!ポイント・データで知識が固まる!麻酔看護力UP バッチリ使えるサポートブック（オペナーシング 2013 年 春季増刊）"．メディカ出版，2013

**[2]** 日本麻酔科学会「医薬品ガイドライン」http://www.anesth.or.jp/guide/guideline-iyakuhin-index.html（2018.3.30 参照）

**[3]** 日本麻酔科学会・周術期管理チーム委員会 編："周術期管理チームテキスト 第3版"．日本麻酔科学会，2016

**[4]** 野村 実："周術期管理ナビゲーション"．医学書院，2014

| 表2 | 手術室（回復室）からの退室許可基準 |
|---|---|
| | **対象：全身麻酔，硬膜外麻酔，脊髄くも膜下麻酔を受けた成人患者** |
| 意　識 | ①刺激をしないで覚醒している<br>②簡単な命令に従うことができる |
| 呼　吸 | ①抜管されている<br>②気道閉塞がない<br>③気道反射が保たれている<br>④SpO$_2$ 96%以上（酸素投与下でも可）<br>⑤呼吸数 8〜25 回/分 |
| 循　環 | ①心拍数 60〜100 bpm<br>②不整脈なし<br>③術前血圧の±20%以内<br>④出血なし |
| 痛　み<br>悪心・嘔吐 | ①痛みが許容できる<br>②悪心・嘔吐が許容できる |
| 低体温<br>シバリング | ①36.0℃以上<br>②シバリングなし |
| 区域麻酔の評価 | ①麻酔域（運動および感覚）が許容範囲である<br>②硬膜外カテーテルから局所麻酔薬をボーラス注入で30分以上経過している |
| 筋弛緩からの回復 | ①四連（TOF：Train Of Four）刺激の TOF 比 90%以上<br>＊主観的指標の臨床所見（頭部挙上5秒間，下肢挙上5秒間，強い握手5秒間，歯をかみしめるなど）では，残存筋弛緩状態を判断することは難しい |

（文献[1][2]を参照して作成）

- 麻酔科医師と手術室看護師は，患者が手術室（回復室）から退室可能かどうかを判断する際，退室許可基準や筋弛緩状態からの回復状態に沿って評価します 表2 ．患者の基礎疾患と手術内容によって異なりますが，各項目の基準が達成されているかどうかを，麻酔薬の効果持続時間と特徴を踏まえてアセスメント・評価することが重要です．

## 意識

- 麻酔薬・鎮静薬の脳内濃度が意識を失わせる濃度以下になると，意識は回復し麻酔から覚醒します．しかし，予想される濃度・時間で意識や反応が回復しない場合があり，覚醒遅延とよばれています．覚醒遅延の原因には，代謝・排泄機能の低下，中枢神経系の基礎疾患，高齢，薬剤の作用と臓器蓄積，電解質異常などがあります．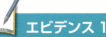
- また，術後の意識レベルの変化では，術後せん妄の出現にも注意します．神経変性や脳血管障害などの基礎疾患を有している高齢者に頻発します．せん妄と混同しやすい認知症と鑑別し，ケアします．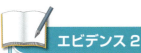

### エビデンス1

#### 麻酔薬と拮抗薬の作用時間に注意する

多くの麻酔薬は肝臓，腎臓で代謝，排泄されるため，肝・腎機能が低下している患者や高齢者などでは，作用時間の延長や覚醒遅延に注意が必要です．麻酔薬による覚醒遅延の場合には，拮抗薬を投与することがあります．麻薬に対してはナロキソン塩酸塩，ベンゾジアゼピン系薬剤に対してはフルマゼニル，非脱分極性筋弛緩薬に対してはスガマデクスナトリウムなどがあります．拮抗薬は，投与後すみやかに効果を発揮しますが，作用時間が遷延薬剤の薬効消失時間より短い場合，拮抗された薬剤が再び作用発現することがあります[5]．とくに呼吸抑制と覚醒遅延に注意が必要です．

[5] 日本麻酔科学会・周術期管理チーム委員会 編：中枢神経系の問題．"周術期管理チームテキスト 第3版"．日本麻酔科学会，pp609-20，2016

### エビデンス2

#### 術後せん妄

術後数時間から数日は，術後せん妄をひき起こす可能性があります．術後せん妄は見当識障害，注意力・思考力の低下，意識レベルの変化が起こり，短期間で急速に発症します．日内変動があり，夕方に悪化する傾向がみられます．多くは一過性で10〜12日程度で症状は消失することが多いですが，高齢者では1ヵ月以上続く場合があります．薬剤，高齢，環境，神経変性疾患などの要因があり，急性の痛み，睡眠障害，膀胱留置カテーテルの使用，術中大量出血などが誘発因子となります．一般的に身体疾患で入院する患者の10〜30％，高齢者の場合は10〜40％程度にまでせん妄が発生し，術後患者では20〜

80％程度と推測されています．術後せん妄は要因となる因子の除去が重要[5]であり，夜間の睡眠環境整備，声かけによる適度な刺激といったケアや薬物療法によって対応します．

## 呼吸，筋弛緩からの回復

● 術後は上気道と下気道のトラブルに注意します 表3．

[6] 木村チヅ子 編："周手術期看護ガイドブック—必要な知識と役立つ技術—"．中央法規出版，2005

表3 術後の上気道・下気道のトラブルと対処方法

| | トラブル | 原 因 | 対処方法 | 備 考 |
|---|---|---|---|---|
| 上気道 | 舌根沈下 | 薬剤遷延 | ● 頸部伸展，下顎挙上（舌骨と喉頭蓋を持ち上げ上気道開存） | ● 上気道開存しない場合は，経口エアウェイ挿入 |
| | 軟口蓋低位 | | | ● 上気道開存しない場合は，経鼻エアウェイ挿入 |
| | 喉頭けいれん | 半覚醒状態での喉頭刺激 | ● 酸素マスク換気<br>● 下顎挙上<br>● 必要に応じて筋弛緩薬投与 | ● 危険因子：小児，気道感染，喫煙者・受動喫煙，気道周辺手術，不十分な麻酔など |
| | 喉頭浮腫 | 挿管チューブ（36時間以上留置，太すぎるチューブ）や頸部・口腔手術操作による刺激 | ● ステロイド静注などの薬物療法<br>● 必要に応じて再挿管，気管切開 | ● 病棟帰室後に徐々に症状が進行する場合あり<br>● 抜管前に挿管チューブのカフを脱気して加圧時のリークを確認することや，喉頭観察などで喉頭浮腫の有無を確認 |
| | 頸部の術後出血・浮腫 | 頸部・口腔手術 | ● 再挿管，気管切開 | ● 術後出血時は早期に創部を抜糸し血腫をドレナージ |
| | 反回神経麻痺 | 頸部・甲状腺・心臓手術操作による反回神経損傷 | ● 両側の場合は，ただちに再挿管，緊急気管切開（気道の完全閉塞を生じるため） | ● 一側の場合は，嗄声で経過 |
| 下気道 | 気管支けいれん | 挿管チューブや気道分泌物の刺激 | ● 気管支拡張薬，吸入薬投与 | ● 危険因子：喘息発作の既往，気道感染，喫煙者，COPD など |
| | 無気肺 | 肺胞虚脱（長時間同一体位，横隔膜運動制限，分泌物などによる気道閉塞のため） | ● 小範囲であれば，深呼吸，咳嗽，早期離床，呼吸リハビリテーション（ハフィング，咳嗽介助，体位管理など）<br>● 大範囲であれば，気管支鏡で痰・血液除去 | |
| | 低換気 | 分時換気量低下による$PaCO_2$上昇と$PaO_2$低下 | ● 酸素投与による吸入酸素濃度の上昇<br>● 換気抑制をひき起こす薬剤の減量・中止，拮抗薬・呼吸促進薬の投与 | |
| | 誤嚥（肺炎） | 全身麻酔薬による咳嗽反射抑制 | ● 予防方法：高リスク患者では，頭高位維持，深呼吸・喀痰喀出の促し，胃の膨満の防止など | ● 危険因子：胃内容物停滞状態（妊婦，高度肥満など），喫煙者など |
| | 肺水腫 | 肺胞膜肥厚，喉頭けいれんによる持続性吸気努力など | ● 酸素投与<br>● 利尿薬，血管拡張薬投与 | |

（文献[3][4][6]を参照して作成）

- 上気道では，麻酔薬・鎮静薬・筋弛緩薬の残存 ，挿管チューブによる気道刺激，手術操作による刺激といった影響に着目します．上気道閉塞を生じた場合は，ただちに100％酸素投与と気道確保を行います．
- 下気道では，人工呼吸器管理や全身麻酔にともなう低酸素血症の可能性に着目します．下気道トラブルを生じた場合は，薬物治療や酸素投与などで対処します．
- ほかに注意が必要なトラブルは，肺塞栓症・深部静脈血栓症です．90％以上が下肢・骨盤内の深部静脈血栓症の血栓によって生じます．安静解除後の起立時，最初の歩行時などに発生しやすく，呼吸困難や胸痛，頻呼吸，頻脈などの症状がみられます．Dダイマー測定，造影などで検査し，抗血栓療法で治療します．術式や患者背景で異なる静脈血栓塞栓症のリスクは異なります．深部静脈血栓症は，早期歩行や下腿マッサージ，弾性ストッキング着用，間欠的空気圧迫法などで予防します．

> **臨床知1　呼吸抑制の観察**
>
>
>
> 麻酔薬・鎮静薬と筋弛緩薬の残存の違いには注意が必要です．麻酔薬・鎮静薬は中枢性の呼吸抑制のために呼吸回数に影響します．筋弛緩薬は呼吸筋の弛緩のために呼吸運動に影響し，横隔膜，腹筋，母指内転筋，咽頭筋の順に回復します．そのため，麻酔薬・鎮静薬の効果が消失し自発呼吸があり，筋弛緩薬の効果が遷延し咽頭筋が回復していない場合では，抜管後に上気道閉塞を生じます．筋弛緩薬の効果が消失し，麻酔薬・鎮静薬の効果が遷延している場合では，声かけを継続するなどの覚醒刺激を与えることで呼吸します．覚醒刺激なしでの呼吸回数と息苦しさの有無を観察し，中枢性の呼吸抑制なのか，呼吸筋の弛緩なのかを判断します．

## 循　環

- 術後は，高血圧・低血圧，不整脈，心筋虚血に注意し，観察します．
- 術後高血圧の原因は，おもに痛み，高血圧の既往，麻酔薬の呼吸抑制による低酸素血症と高二酸化炭素血症などがあります．治療は原因除去（鎮痛薬投与，酸素投与など）が優先され，必要時に降圧薬を投与します．
- **術後低血圧**は，各臓器への血流が不十分となり脳・心筋虚血のリスクが高くなるため，すみやかに対処します．心前性の原因は静脈還流量の減少であり，治療は下肢挙上や輸液負荷を行い，必要時に昇圧薬を投与します．下肢は数分かけて45°程度に挙上し，心拍出量や血圧が上昇すれば輸液負荷を行います．心原性の原因は心不全であり，症状は低血圧以外に胸部不快感や呼吸困難などがひき起こされます．治療は病態によって異なります．心後性の原因は，ショック状態，麻酔などによる末梢血管拡張です．治療は原因除去と末梢血管収縮薬の投与となります．

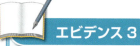

### 術後低血圧

術後の低血圧は，術後出血による末梢血管拡張も考えられます．しかし，心機能が正常な患者では，循環血液量（成人で 70 mL/kg）の 30％以下の出血であれば収縮期血圧は正常値を維持することが多くあるため，注意が必要です．頻脈・頻呼吸，皮膚所見（冷汗，色調変化），毛細血管再充満時間[2]の延長，尿量減少を観察します．毛細血管再充満時間が 1 秒未満は良好な末梢循環を，2 秒以上は循環不全の徴候を示します．尿量は 0.5〜1 mL/kg/時間以上が良好な末梢循環を示します[7]．

術後出血は術直後〜術後 48 時間に生じやすく，術後 3〜4 日でほぼ止血されます．術後 3〜4 時間経過しても 100 mL/時間以上の血性排液が続く場合は，積極的処置を必要とすることが多いです．ドレーン排液や創部被覆ガーゼの状態，身体所見，検査値から術後出血が疑わしい場合は，すみやかに主治医に報告します．治療は急速輸液と緊急止血術，輸血投与，薬剤投与，酸素投与，下肢挙上となります．

[2] 毛細血管再充満時間：
爪床を 5 秒間圧迫後に離し，赤みを帯びるまでの時間．

[7] 日本麻酔科学会・周術期管理チーム委員会 編：出血性合併症．"周術期管理チームテキスト 第3版"．日本麻酔科学会，pp727-33, 2016

- 術後の不整脈の原因は，交感神経系の活動亢進，低換気，電解質異常などさまざまです．上室性不整脈と心室性不整脈があり，治療の多くは原因除去と必要時に薬物投与，または経過観察となります．不安定な心室性不整脈や心室細動に対しては，ACLS アルゴリズムに沿って治療します．
- 術後の心筋虚血は，冠動脈疾患合併患者では非心臓手術における心血管イベントの発生率が高くなります．狭心痛や ST 変化により心筋虚血が疑われる場合は，主治医への報告，酸素投与，12 誘導心電図，薬物投与（アスピリン，硝酸薬など）を行います．

## 痛み

- 痛みは侵害受容性疼痛〔体性痛（表面痛・深部痛）・内臓痛〕，神経障害性疼痛，心因性の痛みに分けられます．術後は創部痛のみでなく，手術侵襲も含めた痛みを観察します．
- 術後痛は，一般的には術後 8〜10 時間でもっとも強く，それ以降減弱していくことが多いですが，個人差があります．深部痛・内臓痛に関連する手術は，表面痛のみの手術に比べて術後痛が強くなるといわれています．創部痛は神経・内分泌系と交感神経を刺激し，浅呼吸，血圧上昇，頻脈，高血糖，免疫能低下など，全身に影響を及ぼします．そのため，各スケールを用いて客観的に痛みを評価し，患者の状態や手術部位などに応じて効果的な鎮痛を図ることが重要です．
- 鎮痛薬には，他の薬剤の鎮痛効果を高め副作用が少ないアセトアミノフェンや，突出痛に対する鎮痛効果が高く副作用がある非ステロイド性鎮痛薬（NSAIDs）などがあります．鎮痛薬の過量投与による呼吸抑制や，術後痛と異なる疼痛（消化管吻合部のリークなど）の鑑別に注意します．

## 悪心・嘔吐

- 術後悪心・嘔吐（postoperative nausea and vomiting：PONV）🔍は，術後の成人患者全体の30％に発症し，心的ストレスや入院期間を延長させる可能性があります．そのため，PONVのリスク因子を把握し，予防，対策することが重要となります．
- リスク因子は成人と小児で異なり，各スコア 表4 に沿って評価します．小児では悪心の評価が困難なため，術後嘔吐（postoperative vomiting：POV）のリスクを評価します．
- リスク評価を踏まえ，手術中はPONVの頻度が低い利点があるプロポフォール麻酔で管理することがあります．術直後の観察ポイントは，プロポフォール麻酔による管理の有無，スコアによるPONVの発症リスクの把握と対応となります．

🔍 臨床知2

### 表4 ApfelスコアとEbertスコア

|  |  | Apfelスコア | | Ebertスコア | |
|---|---|---|---|---|---|
| 対象 | | 成人 | | 小児 | |
| リスク因子（各1点） | | ●女性<br>●非喫煙者<br>●PONV既往<br>　または<br>　乗り物酔いの既往<br>●術後オピオイド使用 | | ●手術時間30分以上<br>●3歳以上<br>●POV既往<br>　または<br>　家族にPONV既往<br>●斜視手術 | |
| 合計点（点） | PONV発症リスク<br>POV発症リスク（％） | 0点 | 15％ | 0点 | 9％ |
|  |  | 1点 | 20％ | 1点 | 10％ |
|  |  | 2点 | 40％ | 2点 | 30％ |
|  |  | 3点 | 60％ | 3点 | 55％ |
|  |  | 4点 | 80％ | 4点 | 70％ |

（文献3を参照して作成）

**臨床知2**

### PONVの非薬物治療

薬物を用いないPONVの予防と治療では，次ページの 図1 に示す内関（PC6）[3]の圧迫が有効とされており，薬物と同程度の効果が得られます．内関は長掌筋腱と橈側手根屈筋腱との間（前腕内側）で，手首から3横指中枢側にあります．薬物を投与することが困難な環境下では，すぐに利用できるケアです[8]．

[3] 内関（PC6）：手首の経穴であり，長掌筋腱と橈側手根屈筋腱との間（前腕内側）で，手首から3横指中枢側にある．

[8] Lee A et al：Stimulation of the wrist acupuncture point PC6 for preventing postoperative nausea and vomiting. Cochrane Database Syst Rev 2015（11）：CD003281
http://cochranelibrary-wiley.com/doi/10.1002/14651858.CD003281.pub4/abstract（2018.6.20参照）

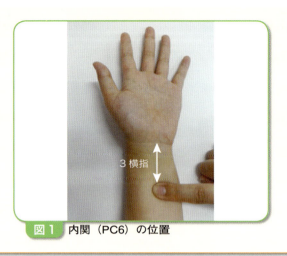

図1 内関（PC6）の位置

## 低体温・シバリング

- 体温調節は視床下部にある体温調節中枢で管理され，0.2℃前後（閾値間域）に中枢温を維持しようと調節しています．体温調節には行動性体温調節（衣服の着脱など）と**自律性体温調節（ふるえ，血管収縮・拡張など）**があります．閾値間域の範囲外にあると体温調節反応が生じます．閾値間域は，麻薬や麻酔薬，手術侵襲などにより上昇し，解熱薬や硫酸マグネシウム水和物などで下降します．

- 術後の体温管理をするためには，手術・麻酔による影響を理解することが重要です．術後患者は，麻酔による自律性体温調節の抑制と血管拡張による体熱移動，手術室の低温環境により体温が低下する傾向があります．術前の体温が36.5℃，術後の体温が36.3℃，手術侵襲で上昇した閾値間域が37.0±0.2℃であれば，血管収縮などの反応が出現することになります．

- 薬剤に関しては，超短時間作用性の鎮痛薬であるレミフェンタニル塩酸塩にも注意が必要です．レミフェンタニル塩酸塩は覚醒にともない体温調節抑制作用が急激に消退し，中枢温の目標温度と実際の体温にギャップが生じるためにふるえ，すなわちシバリングが発生します．シバリングは，酸素消費量増加（2〜5倍）にともなう低酸素血症，臓器虚血，術後痛の増強，免疫能の低下などの合併症をひき起こします．そのため，術後患者の体温が閾値間域の範囲内にあることが重要であり，健康時あるいは麻酔導入前の体温を基準として判断しないように注意します．

- 低体温の予防や治療は，おもに保温と薬物治療となります．自律性体温調節の約20％が皮膚温に依存しているため，皮膚表面の加温は術後のシバリングに対して有効です．

🔍 臨床知3

臨床知3

### 皮膚温の触診で温度較差を評価する

自律性体温調節による血管反応により，体熱は中枢と末梢を移動します．四肢末端の動静脈吻合で血流変化が顕著に出現し，寒冷環境では閉鎖し体熱放散は

抑制され，暑熱環境では開大し体熱放散は促進されます．そのため，中枢側と末梢側の皮膚温を触診することで，温度較差をある程度評価することができます．前腕－指先，脹脛－趾先の触診で末梢側のほうが冷たい場合は，体温が健康時より高くても体温調節性血管収縮反応の出現を疑い，加温します．温度差に影響を及ぼす因子や発熱による体温上昇が臨床的に好ましくないと判断される場合は，注意が必要です．

## おわりに

- 術後は手術・麻酔による侵襲により全身にさまざまな影響をもたらし，術後合併症や入院期間の延長などをひき起こす可能性があります．患者の訴えやバイタルサインから，異常の早期発見と早期対応へとつなげることが重要です．また，周術期にある患者に対して継続看護を実践するために，病棟看護師と手術室看護師とがおのおのの看護実践の根拠と実際を把握することが重要です．

### 参考文献

1) 畠山まり子 他：手術中患者の看護．"系統看護学講座 別巻 臨床外科看護総論 第10版"．矢永勝彦 他編．医学書院，2015
2) 林　直子 他編："成人看護学 急性期看護Ⅰ―概論・周手術期看護"．南江堂，2010
3) 丸山一男 他編："「困った！」「わからない！」現場の疑問を徹底サポート 手術・麻酔の看護Q&A103（オペナーシング 2010年秋季増刊）"．メディカ出版，2010

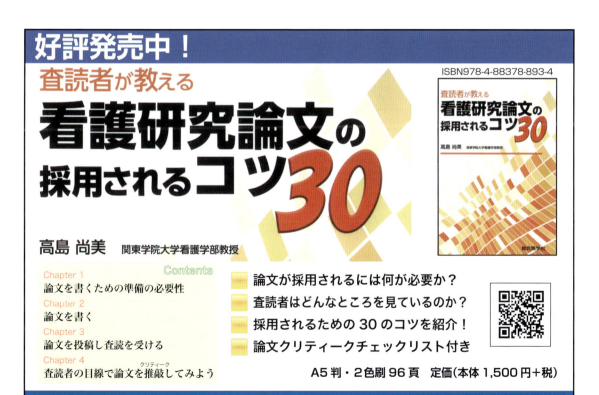

## II. 疾患別バイタルサインの一歩進んだ見方

# 敗血症性ショック患者とバイタルサイン
## ～知っておきたい敗血症治療のポイント～

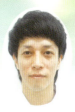

国立循環器病研究センター
(教育担当　副看護師長)
増田 貴生(ますだ たかお)

### エビデンス&臨床知

**エビデンス**
- ☑ SVV（一回拍出量変動）やPVV（脈圧変動）は，自発呼吸があっても高い予測能がある．
- ☑ CVPやPAWPだけでは，輸液反応性を評価できない．

**臨床知**
- ☑ SVR（体血管抵抗）は，循環の重要な指標としてみる価値がある．
- ☑ 正常と思い込まずに，「異常があるかもしれない」という姿勢でバイタルサインをみよう．

### はじめに

- さっそくですが，皆さんは「敗血症性ショックの患者が運ばれてきます」といわれたとき，どんな患者をイメージし，受け入れのためにどんな準備をしますか．
- 「重篤な感染症で震えているかも……」「血圧が低下しているかもしれない……」「呼吸状態が悪いかも……」など，「敗血症性ショック」という病態から患者の状態を推測し，必要なケアを考えると思います．しかし，「敗血症性ショック」を知らなければ，必要なケアを考えることができません．そこで，今回は「敗血症性ショック患者」のケアに必要となる病態理解およびバイタルサインの特徴について，解説していきたいと思います．

### 「敗血症性ショック」って，どんな状態？

**敗血症/敗血症性ショックの定義，診断**

- 「敗血症」の定義をめぐっては，1992年に米国集中治療医学会と米国胸

---

**著者プロフィール**（増田貴生）
2006年 鳥取大学医学部保健学科看護学専攻卒業
2006年 国立循環器病研究センターへ入職後，NCU病棟，ICU病棟，HCU病棟を経て，2017年3月より現職．2012年 病院指定専門看護師（CVEN）取得
日々の看護実践を振り返り，「今日よりも明日，さらに良い看護を提供する」ために看護師である私たちにできることはまだまだたくさんあると思います．今後も皆さんとともに「看護」について考えていけたら嬉しいです．

部疾患学会により、「全身性炎症症候群（SIRS）を導く感染症である」[1]と最初に定義された以後、2度国際的に、「敗血症」に関する定義・診断基準の変更が行われてきました[2][3]．2016年に敗血症/敗血症性ショックのための国際コンセンサスで3度目の変更が行われ、それを基に日本集中治療医学会と日本救急医学会により『日本版敗血症診療ガイドライン2016』[2]が発表されたのは記憶に新しいと思います．

- 2016年の変更では、敗血症は「感染に対する生体反応の調節不全で、生命を脅かす臓器障害が生じた状態」と定義されています 図1 ．つまり、自己の免疫反応では感染の原因となる病原体に打ち勝つことができない状態です．さらに敗血症性ショックは敗血症の一型であり、「急性循環不全により細胞障害および代謝異常が重度となり、死亡率を増加させる可能性のある状態」と定義され、それぞれ 表1 表2 表3 の診断基準に沿って診断されます．ここで重要なことは敗血症性ショックは、敗血症のなかでもとくに重症例であり、生命を脅かす状態（ショック）であるということです．敗血症性ショックの患者の体内では病原体が恐ろしいスピードで増殖し、刻一刻と状態が悪化し生命の危機に瀕している状態です．そのため、いかに悪化をくい止め、いかに血行動態を安定化させるかが重要になります．

[1] American College of Chest Physicians/Society of Critical Care Medicine Consensus Conference: definitions for sepsis and organ failure and guidelines for the use of innovative therapies in sepsis. Crit Care Med 20：864-74, 1992

[2] Levy MM et al：2001 SCCM/ESICM/ACCP/ATS/SIS International Sepsis Definitions Conference. Crit Care Med 31：1250-6, 2003

[3] Singer M et al：The Third International Consensus Definitions for Sepsis and Septic Shock (Sepsis-3). JAMA 315：801-10, 2016

[4] 西田 修 他：日本版敗血症診療ガイドライン2016. 日集中医誌 24（Supplement 2）, 2017

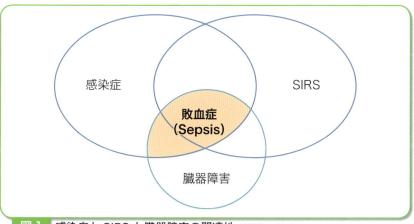

図1 感染症とSIRSと臓器障害の関連性（文献[4]より引用）

表1 敗血症の診断

ICUでは感染症によってSOFAスコアで2点以上上昇した場合

ICU以外では、感染症によってqSOFAで2項目以上みとめた場合に敗血症を疑い、臓器障害をSOFAで確認する

qSOFAスコア
- 呼吸数≧22回/分
- 収縮期血圧≦100 mmHg
- 意識状態の変調

（文献[4]より引用）

| 表2 | SOFA スコア | | | | |
|---|---|---|---|---|---|
| スコア | 0 | 1 | 2 | 3 | 4 |
| 意識<br>Grasgow Coma Scale | 15 | 13〜14 | 10〜12 | 6〜9 | <6 |
| 呼吸<br>$PaO_2/FiO_2$（mmHg） | ≧400 | <400 | <300 | <200 および呼吸補助 | <100 および呼吸補助 |
| 循環 | 平均血圧<br>≧70 mmHg | 平均血圧<br><70 mmHg | ドパミン>5 $\mu$g/kg/分 あるいはドブタミンの併用 | ドパミン 5〜15 $\mu$g/kg/分あるいはノルアドレナリン≦0.1 $\mu$g/kg/分あるいはアドレナリン≦0.1 $\mu$g/kg/分 | ドパミン>15 $\mu$g/kg/分あるいはノルアドレナリン>0.1 $\mu$g/kg/分あるいはアドレナリン>0.1 $\mu$g/kg/分 |
| 肝<br>血漿ビリルビン値<br>（mg/dL） | <1.2 | 1.2〜1.9 | 2.0〜5.9 | 6.0〜11.9 | ≧12.0 |
| 腎<br>血漿クレアチニン値<br>尿量（mL/日） | <1.2 | 1.2〜1.9 | 2.0〜3.4 | 3.5〜4.9<br><500 | ≧5.0<br><200 |
| 凝固<br>血小板（×$10^3$/$\mu$L） | ≧150 | <150 | <100 | <50 | <20 |

（文献4より引用）

### 表3 敗血症性ショックの診断

- 適切な初期輸液
- 平均血圧 65 mmHg 以上を維持するために昇圧薬が必要な低血圧
- 血清乳酸値>2 mmol/L

（文献4を参照して作成）

## 敗血症の病態を整理

- 敗血症性ショック患者の治療を考える前に，敗血症とはそもそもどんな病態なのか，そして敗血症ではなぜ血圧が低下しショックに陥るのかを簡単に整理しておきたいと思います．
- 皆さんもこれまで「コケて深く膝を擦りむいた」「料理をしていたら指を切ってしまった」という経験があると思います．当然のことですが，私たちの生活環境は無菌状態にあるわけではなく，常に細菌，真菌，ウイルスなどの病原体とともに生活しています．そのため傷口から病原体が侵入することも少なくありません．仮に病原体が体内に侵入したとしても，私たちの身体に備わっている免疫機能が病原体を攻撃し撃退するため，多くの場合は重症化することはありません．しかし，何らかの原因で自己の免疫機能では病原体を撃退することができなかったとき，それらの病原体は増殖し，血管緊張喪失と低血圧をきたします（敗血症）．さらに，病原体の感染にともない，エンドトキシンが放出されることで敗血症性ショックがひき起こされ，炎症が次々と誘発され，サイトカイン（腫瘍壊死因子，インターロイキンなど）と過量の一酸化窒素の産生が起こります．サイトカ

インは血管内皮細胞を傷害し，血管透過性の亢進による循環血液量低下をきたします．また一酸化窒素の産生は体血管拡張をきたし，これらの反応により血圧が低下します．

## バイタルサインの変化を見逃すな

- ご存知のとおり，敗血症性ショックは急性の全身性循環障害である「ショック」の一つであり，ショックの分類では「血液分布異常性ショック」に分類されます．「血液分布異常性ショック」は一部の血管が拡張することによって，どこかで血液量が相対的に多くなってしまい血液の分布が思いどおりになっていない状態です．
- では，このような状態になった患者のバイタルサインはどのように変化するのでしょうか．
- 敗血症の患者は，体血管拡張をきたしているので，体血管抵抗が低下し，多くの血液が灌流することで「四肢が温かくなる（warm shock：ウォームショック）」という徴候がみられます．スワン-ガンツカテーテルやフロートラックが留置されている患者の場合は，**体血管抵抗を示す SVR（systemic vascular resistance：基準値 800～1,200 dyne・sec/cm$^5$）が低下**します．

臨床知 1

### 臨床知 1

**SVR が患者の循環を表しているかもと意識してみよう！**

スワン-ガンツカテーテルが挿入されていても，CCO/CCI や SvO$_2$ は意識してもSVRを意識することは少ないかもしれません．しかし，SVRは循環を考えるうえで，意外と重要なパラメータなのかもしれません．
基礎的なことではありますが，血圧＝心拍出量（CO）×末梢血管抵抗（≒体血管抵抗）であることは周知のことだと思います．そのため，敗血症のように仮に体血管抵抗が低下した場合，当然血圧は低下してしまいます．そこで身体はそのままではまずいことを察知し，心拍出量を増やし血圧をなるべく保とうとします．敗血症では典型的にSVR↓，CO↑となります．しかし，心拍出量を増やすにも限界があるので，その限界を超えたときには，血圧が低下してしまいます．

- 敗血症による血管内皮細胞の傷害が進行していくと末梢循環も損なわれ，cold shock（コールドショック）に移行します．この状態では，生体が代償しきれなくなり，かなり進行した状態であると考えられます．各種パラメータはSVR↑，CO↓となり，平均血圧も 65 mmHg 以下に減少していることが多いです．平均血圧は一般的に臓器灌流の指標として用いられ，敗血症により臓器障害をきたしている状態では，平均血圧の推移もきわめて重要です．また，臓器灌流が低下すると当然のことながら臓器の代謝に必要な酸素が必要量供給されず，酸素が欠乏した状態になります．しかし，不足した酸素だけを臓器に送り届けることはできません．そこで起こる生体反応が，酸素を必要とする代謝（好気性代謝）から酸素を必要としない代謝（嫌気性代謝）に切り替わるということです．そして嫌気性代謝が優

① 平均血圧＝（収縮期血圧－拡張期血圧）× 1/3＋拡張期血圧

位になると，その代謝産物として乳酸が産生され，血清乳酸値＞2 mmol/Lとなります．つまり，血清乳酸値の上昇がみられた場合には，何かしら循環不全が起こっている状態であることが推測されるため，その原因が全身に血液を送り出す心臓の問題なのか，それとも血液が流れる血管の問題なのか，そもそも酸素供給量が足りていないのかなど，さまざまな原因を考える必要があります．敗血症によるものである場合は，感染にともなう炎症反応（白血球，CRP，プロカルシトニンなど）の上昇に加え，SOFAスコアにおける臓器障害の所見がみられないのか確認することも重要です（表2）．

●しかし，ベッドサイドでケアする看護師としては，より早期に異常を察知し，いち早く対応したいところです．そのために必要なことは，バイタルサイン，患者の言動や表情の変化など，日ごろから観察している項目について**"正しく観察し，その情報から患者に何が起きているのか"を考えることが重要**です．もちろん，これは敗血症性ショックの患者だけに必要なことではありません．日ごろからどんな疾患・病態の患者に対しても，"正常であるに違いない"と思い込んで観察するのではなく，"何か異常があるかもしれない"と意識を変えて観察するだけでも得られる情報が変わってくるのではないかと思います．

## 敗血症性ショック患者の治療は"より早く"

●敗血症性ショックは医学的緊急事態であるとされており，敗血症性ショックと診断されれば治療と蘇生をただちに行うことが推奨されています．ここで押さえてほしいポイントは，くり返しにはなりますが敗血症性ショックは「生命の危機状態であり迅速に治療・蘇生を開始する必要がある」ということです．迅速な対応が必要なのは，敗血症性ショックの患者に限ったことではありません．生命の危機状態にある患者を目の前にしたとき，皆さんは意識を確認して気道確保すると同時に呼吸・循環を確認するでしょう．しかし，その原因が敗血症によるものであるとわかったとき，次にどのような行動をとるでしょうか．迅速に治療を開始するためには，行われる治療を知っていて，かつその治療が行われることを予測し対応することが必要です．医師の指示を待っていては手遅れになることもあるかもしれません．

●敗血症性ショック患者にただちに行うべき治療として，

①敗血症の原因となる感染を抑えるための抗菌薬投与
②血行動態安定化のための輸液投与

の2点があります．ここからは，これらの治療について考えていきたいと思います．

### 敗血症の原因となる感染を抑えるための抗菌薬投与

●先述しましたが，敗血症性ショックでは何らかの病原体が体内に侵入し増殖している状態であり，自己の免疫では打ち勝つことができなくなってい

る状態です．この状態で病原体に打つ勝つためには抗菌薬を投与するしかありません．敗血症性ショックに対する抗菌薬の投与に関しては，敗血症性ショックを認識してから1時間以内に，有効な経静脈的抗菌薬の投与を開始することが推奨されています．一方で強い根拠となるランダム化比較試験（RCT）がないのも事実ですが，敗血症性ショックの状態を考えれば，より早い抗菌薬の投与が必要であることは容易に理解できると思います．

- しかし，ここで問題なのが病原体を特定しないまま，どのように有効な経静脈的抗菌薬を投与するのかということです．本来なら，病原体を特定したうえで，もっとも効果的な抗菌薬を投与するのがベターです．しかし，病原体を特定するためには，血液培養や感染が疑われる部位の培養検査を抗菌薬投与前に行うことが推奨されています．ただし血液培養を除く培養検査に関しては，"抗菌薬の投与が遅れない範囲で"採取することが推奨され，病原体を特定するためにあらゆる培養を採取したり，必要以上の時間をかけることは避けなければいけません．また，せっかく培養検査をしたのだからと，それらの培養検査の結果が出るのを待ってから抗菌薬を投与していては，手遅れになります．そのため病原体が特定できていない段階で抗菌薬を投与することになるため，患者の状態からある程度原因菌を予測したうえで，効果が期待される広域スペクトラムを有する抗菌薬が選択されます．その後，培養結果と臨床的効果をみて，不要な抗菌薬を中止したり，より狭いスペクトラムの抗菌薬に変更するデ・エスカレーション（de-escalation）治療が基本となります．

- そのため，敗血症性ショックを認識したらまずやるべきことは，1時間以内に抗菌薬を投与できるよう，少なくとも血液培養は採取し，可能であれば感染が疑われる部位から培養採取できるようチーム内での役割を調整することが重要です．

## 血行動態安定化のための輸液投与

- 敗血症性ショックの患者では，どこかで血液の分布に異常をきたしており，本来灌流すべき臓器の血流が低下している状態であるため，より早く血行動態を安定させるための輸液が重要になります．敗血症性ショック患者の輸液に関しては，平均血圧≧65 mmHgを目標に晶質液，膠質液が投与されます．しかし，「敗血症性ショックの患者ならこの輸液をこの流量でいきましょう」と画一化することは難しく，患者の状況や時間経過に応じて治療目標を流動的に変化させる輸液治療のフェーズ（段階）を意識した輸液管理が重要だといわれています．敗血症性ショックにおける輸液治療のフェーズは，4つに分類[5]され，輸液目標が示されています 表4 ．

- 敗血症性ショックの患者に対しては，来院から1時間以内のRescue期には，1L以上（概ねここで昇圧薬を開始），1〜6時間（rescue期〜optimization期）で2.4L以上，6〜24時間（optimization期〜stabilization期）で1.6〜3.5Lがフェーズごとの輸液の目安とされています[6]．ここで重要なことは輸液投与の目標を意識し，輸液投与の効果があるのかを観察することが重要です．rescue期の場合，生命の危機状態から救うために，た

[5] Hoste EA et al：Four phases of intravenous fluidtherapy：a conceptual model．Br J Anaesth 113：740-7，2014

[6] 増山智之 他：積極的に輸液する 敗血症性ショックのフェーズを意識した輸液管理．INTENSIVIST 9（2）：338-40，2017

### 表4 敗血症性ショックにおける輸液フェーズ

| フェーズ（段階） | 輸液目標 |
|---|---|
| ① Rescue 期 | ショックにより生命の危機に瀕した状態を救命する |
| ② Optimization 期 | 組織灌流を最適化し，臓器障害の進行を最小限に食い止めるために**積極的に輸液**を行う |
| ③ Stabilization 期 | ショックは管理され，**維持程度の輸液**で状態の安定化を保つ |
| ④ de-escalation 期 | ショックから離脱し，**積極的に除水**していく |

（文献5より筆者作成）

---

だちに輸液を1L以上投与します．しかし，それらの輸液はいったいいつまで投与するのか，という疑問を感じると思います．敗血症の患者に対する輸液には，基本的に投与量の1/4が血管内にとどまるとされている晶質液②（細胞外液）が投与されます．しかし，敗血症患者は血管透過性が亢進しており，細胞外に漏れやすい状態となっています．細胞外に漏れ出た分をすべて輸液していては，体液量が過剰になり，効果的であるとはいえません．つまり，敗血症性ショック患者に必要な輸液管理は，"過剰にならないこと""必要量を投与すること（少なすぎない）"が重要です．

● 輸液が適切に投与され，効果的であるか判断するために用いられる指標として"輸液反応性"という言葉があります．これは文字どおり，"輸液に対して反応はあるか"ということです．輸液負荷の結果，一回拍出量（stroke volume：SV）または心拍出量（cardiac output：CO）が10～15%上昇すると「輸液反応性あり」と判断されます．その一方，輸液負荷をしたにもかかわらずSVまたはCOが低下した場合は「輸液反応性なし」と判断され，ICU入室後3L程度までは晶質液250 mL/回による輸液チャレンジをくり返し，一回拍出量と組織灌流の最適化を目指すことになります．輸液反応性の指標としては，SV，COのほか，IVC（下大静脈）径やSVC（上大静脈）径などの静的パラメータや，**一回拍出量変動（stroke volume variation：SVV）や脈圧変動（pulse pressure variation：PVV）**🔍などの動的パラメータなどが用いられます．

② 晶質液と膠質液：
晶質液：生理食塩水，リンゲル液など．
膠質液：晶質液の約3倍血管内に留まるといわれている．アルブミン製剤やデキストラン製剤など．

🔍 エビデンス1

### エビデンス1

**SVVやPPVは，自発呼吸があっても参考になる**
SVVやPPVは自発呼吸があると輸液反応性の正確な指標にならないですが，自発呼吸があっても高い予測能がある[7]といわれています．

[7] Cecconi M et al：The use of pulse pressure variation and stroke volume variation in spontaneously breathing patients to assess dynamic arterial elastance and to predict arterial pressure response to fluid administration. Anesth Analg 120：76-84, 2015
エビデンスレベル1b

● また，ベッドサイドのモニタで「動脈圧ラインの波形が揺れているな」と思った経験はないでしょうか．それは呼吸による動脈圧の変動であり，まさにPPVを視覚的に感じている状況であるといえます．

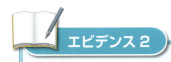

### CVPやPAWPを過信しない

ここで「いつもVolumeを評価するためにCVP見ているけど……」と思われている方も少なくないのではないかと思います．CVPや肺動脈楔入圧（PAWP）の輸液反応性を調べた研究では，輸液反応性の陽性的中率はそれぞれ47％と54％しかないという報告もあります[8]．また，これらの指標に関しては施設によって導入しているデバイスなども異なるため，特定のモニタリングを使用することは難しいと思います．しかし，一つだけ明らかなことは敗血症性ショック患者に輸液投与した際は，輸液反応性を評価する必要があることです．したがって輸液反応性の指標はいずれも限界があるということを考慮したうえで，フィジカルイグザミネーション，バイタルサイン，血液ガスデータなどからも総合的にアセスメントする必要があります．

[8] Osman D et al：Cardiac filling pressures are not appropriate to predict hemodynamic response to volume challenge. Crit Care Med 35：64-8, 2007
エビデンスレベル 1b

## おわりに

- 今回は敗血症性ショックに対する治療のなかでも，とくに診断直後から行われる治療について重要なポイントをまとめました．敗血症性ショックにおいては，病原体や病態などによりその重症度も異なるため，医療チームとして，目の前の患者をアセスメントしたうえで，個別に応じた治療戦略を共有し，迅速かつ包括的に介入することが重要であると考えます．

**参考文献**
1）田中竜馬："Dr.竜馬のやさしくわかる集中治療　呼吸・循環編"．羊土社，2016
2）松田直之："ICU・救急ナース松田塾　呼吸と循環に強くなる"．学研メディカル秀潤社，2016
3）松田直之 他：敗血症ショックにおける血管内皮細胞の機能異常．日薬理誌 131，96-100，2008
4）増山智之 他：輸液必要性と輸液反応性．INTENSIVIST 9（2）：311-26，2017

好評発売中！

問題解決にこの2冊！

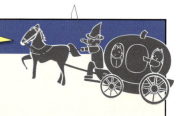

# マネジメントを始めるようになったら読む本

現場ナースの目線による超実践本

ISBN978-4-88378-652-7
B5判　158頁
定価（本体2,700円＋税）

編著　公立陶生病院 看護師長　濱本 実也

他執筆者
吹田奈津子
植村　佳絵
山本　明美
八木橋智子
卯野木　健
井上　博行

**日々の難題に途方にくれているあなたのための
スタートアップ＆
トラブルシューティングマニュアル！**

執筆者は現役師長と社労士！
座学だけでは学べない臨床に即した内容です

---

# 看護現場ですぐに役立つ ファシリテーションの秘訣
―カンファレンス，グループワーク，日常コミュニケーションの現状改善のために―

ISBN978-4-88378-655-8
B5判　122頁
定価（本体2,400円＋税）

著　國澤尚子
　　大塚眞理子

**ファシリテーションは看護の現場で起こる
問題・課題を改善する切り札です！**

- ▶ 会議，カンファレンスの雰囲気が活性化されます！
- ▶ グループワークがよりスムーズに遂行されるようになります！
- ▶ 多職種との連携，患者・家族とのコミュニケーション力が向上します！

事例から具体的な場面を想像しながら
ファシリテーションを学べます！

---

**総合医学社**　〒101-0061　東京都千代田区神田三崎町1－1－4
TEL 03(3219)2920　FAX 03(3219)0410　http://www.sogo-igaku.co.jp

# Ⅲ. バイタルサインのここに注意！
## 〜急変の予兆とピットフォール〜

● **急変の予兆〜気づくことができるバイタルサイン（成人編）**
〜観察できる「呼吸」と「循環」の急変予兆〜 　　　　320

● **急変の予兆〜気づくことができるバイタルサイン（小児編）**
〜トレンドの変化と身体所見の合わせ技で予測すべし！〜 　　　　330

● **バイタルサイン測定におけるピットフォール**
〜知らないと患者の異常を見逃す⁉ より正確に状態を判断するためには〜 　　　　336

● **経皮的酸素飽和度（SpO₂）のピットフォール**
〜SpO₂ の正体を見きわめよ！〜 　　　　343

Ⅲ．バイタルサインのここに注意！〜急変の予兆とピットフォール〜

# 急変の予兆〜気づくことができる バイタルサイン（成人編）
〜観察できる「呼吸」と「循環」の急変予兆〜

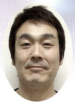

岐阜大学医学部附属病院 看護部
ICU（集中ケア認定看護師）　佐藤 尚徳（さとう なおのり）

## エビデンス&臨床知

### エビデンス
- ☑ 急変前にはバイタルサインが異常をきたしている．
- ☑ 心停止した患者の70％は，心停止前の8時間以内に呼吸器症状の増悪所見を呈している．
- ☑ 呼吸数の測定は「15秒計測し4倍する」もしくは「10秒測定し6倍する」といった呼吸数の測定方法では「60秒間の計測」よりも誤差が大きくなる．

### 臨床知
- ☑ 急変の予兆として呼吸数の変化が著明に生じることがある．
- ☑ 血圧が低下していなくても患者の状態が変化していることがある．

## はじめに

● 心肺停止に陥る患者の多くは，生理学的に観察することができる項目が先行して変化を起こすといわれています．この観察することができる生理学的な徴候とは，バイタルサインです．このバイタルサインの変化にいち早く気づくことができるのは，日々患者の近くで観察を行っている看護師です．観察の方法には初期評価→一次評価といった流れがあります．この流れに沿って，成人患者の変調を示唆する特徴的なバイタルサインの変化について確認したいと思います．

## 急変の可能性を示唆する徴候とは何か

● 生体は侵襲が身体に加わったときに，恒常性を維持するために反応を起こします．この反応を代償機転といいます．代償機転には静的代償機転と動的代償機転があります．

● 静的代償機転とは，暑い日には汗をかき，体温の調節をするといったような日常のなかで普通に起こっている変化です．動的代償機転は，生体の変化が目に見えて現れた状態です．さまざまな原因により循環血液量が減少

著者プロフィール（佐藤尚徳）
2005年に西尾市立看護専門学校を卒業し，岐阜大学医学部附属病院脳神経外科眼科混合病棟勤務，2009年より集中治療室に勤務，2015年に集中ケア認定看護師の資格取得

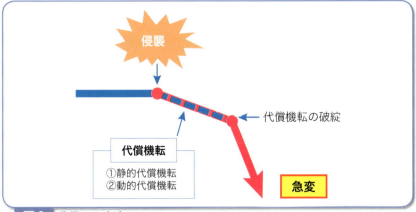

図1 代償から急変（文献[1]を参照して作成）

したことで心拍出量が低下したとき，それを補うため，心拍数を増加させるといった反応が動的代償機転に当たります．
- 生体にとって，侵襲に対して恒常性を維持するため，代償機転でどの程度対応できるかが重要となります．しかし，代償機転にも程度と持続時間には限界があります．生体のもつこの代償機転の能力が限界を超え，破綻をきたしてしまったときに急変を起こします 図1 [1]．
- 患者の状態が急変または状態が急激に悪化した状況は，全身状態が大きく変化するため気づきやすいです．しかし，そのような状況になる前に患者の変化に気づき，対応することが求められています．

[1] 尾野敏明：侵襲とショック．"イラストでわかる！ICUナースの生体侵襲ノート"道又元裕 監．pp120-7，日総研出版，2015

## 異常に気づくためには

- 「気づき」とは具体的な症状というよりは，「何かいつもと違う」といった，漠然としたものです．これまで苦痛を訴えたことのない患者が「ちょっと変」と言ったり，「表情がいつもより硬い気がする」といったようなとても些細なことなのです．これだけでは，何か異常な状況ではありませんが，日ごろの患者の様子と比較すれば，今までにない変化であることに違いありません．看護師がこの変化に気づくためには，日ごろの患者の様子を知らなければなりません．
- 成人のバイタルサインにおいても，急変の前に異常をきたしているといわれています．

エビデンス1

### エビデンス1

#### 急変6～8時間前の前兆

患者が重篤な状態，予期せぬ院内での死亡は，突然発症するのではなく，多くの場合，心停止する前の6～8時間前に前兆として，呼吸，循環，意識について異常，もしくは悪化がみとめられています[2][3]．

[2] Lynn LA et al：Patterns of unexpected in-hospital deaths：a root cause analysis. Patient Saf Surg 5 (1)：3, 2011

[3] Schein RM et al：Clinical antecedents to in-hospital cardiopulmonary arrest. Chest 98 (6)：1388-92, 1990

- バイタルサインの正常な状態を理解していることが大切です．しかし，患

者の年齢や性別，全身の状態など，患者のおかれている状況や状態において正常値は変わってきます．よって，一般的な正常値だけではなく，患者にとっての正常時の値を把握し，観察を行う必要があります．

# 観察の流れ

## 迅速評価

- 迅速評価とは，患者に最初に接した数秒で患者の全体的な状態を評価することです．このとき重要になるのが，看護師の直感です．直感とは患者に出会った瞬間に感じる違和感といえます．とくに，出会ってすぐに視界から飛び込んでくる情報は直感が働くために，とても重要であるといえます．直感は，頭で考えるのではなく，なんとなく感じることで，根拠があるものではなく漠然としていることが多いです．しかし，経験豊かな看護師の直感は検査よりも正しく肺炎を診断できるとの報告もあり重要です．直感により「辛そう」「元気がない」など患者異変に気づきますが，これだけでは原因が何であるかを判断できません．そのため，次のステップに進む必要があります．

- 次のステップは，五感である視覚，聴覚，触覚などを駆使した観察になります．迅速評価の観察は器具を使用しないため，バイタルサインの異常に相関する生理学的異常を身体所見から観察することになります．具体的には患者に寄り添い，見て（視診），聞いて（聴診），触る（触診）を行い，情報収集します．

### 1．呼吸の迅速評価

- 呼吸の異常には，気道，酸素化，換気があります．呼吸状態の視診の手順を示します 図2 [4]．
- 呼吸状態を評価するうえで，聴診がもっとも重要であるとイメージすることが多いのではないでしょうか．しかし，第一印象で呼吸の異常を感じとるために視診による観察がとても重要です．第一印象で呼吸状態を観察するために重要なポイントは，①表情，②顔色，③姿勢・行動です．正常な呼吸は意識しなければ確認できないほど動きは小さく，静かです．成人の呼吸の正常値は回数が 12〜18 回/分，呼吸様式には男女差は多少ありま

[4] 佐藤憲明 編："急変対応力10倍アップ 臨床実践フィジカルアセスメント"．南江堂, pp7-28, 2012

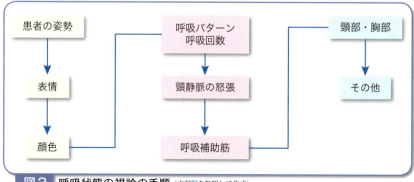

図2 呼吸状態の視診の手順（文献[4]を参照して作成）

表1 迅速評価における呼吸の観察のポイント

| | |
|---|---|
| 気道 | 胸郭の動きが視認できるか |
| | 呼吸にともなう音は聴こえるか |
| | 呼吸にともなう空気の出入りは感じるか |
| 呼吸（換気と酸化） | 呼吸数の異常はないか |
| | 努力呼吸をしているか |
| | 呼吸補助筋を使用しているか |
| | パルスオキシメータが装着されている場合，$SPO_2$ に異常はないか |

＊聴診器を使用しなくても呼吸の異常音が聴取されるときには呼吸困難を考える．

（文献5を参照して作成）

すが，基本的に胸腹式呼吸で，左右差はなく，リズムも規則正しいです．
- 迅速評価時における呼吸状態の観察するポイントを 表1 [5] に示します．
- 視診により呼吸数が多い，呼吸補助筋を使用した努力様呼吸をしている場合，聴診器を使用しなくても呼気，吸気またはその両方に呼吸音が聞こえるときには急変に結びつく症状があると判断し，観察を継続する必要があります．

[5] 日本医療教授システム学会 監："患者急変対応コース for Nurses ガイドブック". 中山書店, p43, 2008

## 2．循環の迅速評価

- 心拍出量の維持が限界に達したときにショックとなります．ショックにおいても前兆となる症状があるといわれ，この段階で患者のいつもとは違う症状に気づき対応しなければなりません．この段階を**代償性ショック（プレショック）**といいます．

### 代償性ショック（代償的段階）とは

この時期は血圧を維持するために代償機構が働いている時期です．生体の緊急事態に対して神経性調節，液性調節により，末梢血管収縮，循環血液量の増加，心拍出量の増加により血圧を維持することができている時期です．

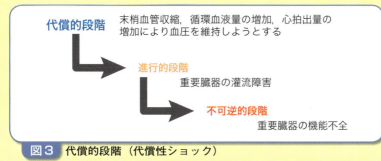

図3 代償的段階（代償性ショック）

- 循環の異常を第一印象で感じとるためにも，視診における観察は重要です．患者の姿勢，表情，顔色も呼吸のときと同様に重要な情報となります．
- とくに患者の皮膚の状態は，患者の急変の予兆となる情報として重要なポイントとなります．表2 [5] に迅速評価における循環動態の観察のポイントを表示します．

## 表2 迅速評価における循環の観察のポイント

| 循環 | 顔面や皮膚の蒼白・冷汗・冷感はあるか | ● 1つでもあれば「ショック」と判断する<br>● 診断に血圧測定は必要ない |
| --- | --- | --- |
| | 末梢循環不全はあるか（爪床圧迫テスト） | ● 皮膚の蒼白・冷汗・冷感がなくても爪床圧迫テストで2秒以上の場合は末梢循環不全と判断する |
| | 体表温度は | ● 皮膚が冷たく（冷感）やや湿っていれば（冷汗）ショックと判断する<br>● 温かみはあるが末梢循環不全（爪床圧迫テスト2秒以上）があれば敗血症性ショックと判断する |
| | 脈拍の触知：脈拍の強さ・速さ，脈は触れるか | ● 頸動脈で弱く触れる：心停止が近いと判断<br>● 末梢動脈で弱く速い：ショックと判断<br>● 末梢動脈で弱く遅い：心停止が近いと判断 |

(文献[5]を参照して作成)

● 視診で評価することができる項目として，皮膚の蒼白，末梢のチアノーゼがあります．触って評価できるのは，冷感，冷汗があります．
● 末梢循環不全は爪床圧迫テスト（ブランチテスト）[1]で評価できます．心拍出量が低下することで，末梢血管抵抗は増加します．これは心拍出量が低下することにより，心臓や脳などの主要臓器への血液供給が低下することを予防するための反応です．末梢血管抵抗が増加することにより，四肢冷感や蒼白，冷汗といった所見がみられます．
● 脈拍を触知するときには，強さと速さを測定します．頸動脈を触れて脈が弱いときには，心停止を回避するために迅速な対応が必要です．橈骨動脈や足背動脈などの末梢動脈を触れて脈拍が弱くて速い場合には，ショックと判断することができます．

① 爪床圧迫テスト（ブランチテスト）：
　患者の爪床部分を圧迫し，すばやく圧迫を解除する．そこから爪床の赤みが戻るまでの時間（毛細血管再充満時間）を観察する．爪床の赤みが戻るまでの時間が2秒以上の場合は，末梢循環不全と判断できる．

## 一次評価

● 迅速評価により，生命の危険につながる可能性はあるものの，心停止でなければ，客観的なデータを集めるために観察を続けていきます．それが，一次評価です．
● 一次評価では基本的にA（気道）→B（呼吸）→C（循環）→D（意識）の順番に評価を行います．視覚・聴覚・触覚といった五感に加えて，客観的データ収集のため，聴診器や血圧計，モニタといった器具を用いて観察を行います．このときに観察された異常に対しては，そのつど対応していく必要があります．

### 1. 呼吸の一次評価

● 呼吸では気道（A），呼吸（酸素化・換気：B）の状況について観察を行います 表3 [6]．
● 気道（A）は閉塞または狭窄がないかを観察します．空気の通過する経路である気道に異常が生じた場合，換気ができません．呼吸ができず脳に酸素が供給されない状態が約4分間続くと不可逆的な変化が生じるといわれています．つまり，気道の障害は短時間で死に直結する危険な状態であるといえます．

[6] 日本医療教授システム学会 監："患者急変対応コース for Nurses ガイドブック"．中山書店，p49，2008

### 表3 一次評価における呼吸状態の観察のポイント

| A：気道 | ●呼びかけに対する発語の有無<br>●いびき音<br>●吸気性喘鳴（ストライダー）<br>●分泌貯留音 |
|---|---|
| B：呼吸 | ●呼吸数<br>●呼吸様式（努力様呼吸など）<br>●呼吸補助筋使用の有無<br>●呼吸音<br>●SPO₂値 |

（文献6を参照して作成）

- 気道閉塞は，意識がある患者では呼びかけに対して発語で返答することができれば開通していると判断することができます．気道の通過障害による異常呼吸音には，舌根沈下のときに生じる「いびき音」，抜管後に気道狭窄が生じたときなどに聴取される「吸気性喘鳴」，炎症などにより気道分泌物が増加したときに聴取される「分泌物貯留音」が聴取されます．
- 呼吸状態の変化はきわめて重要です．とくに急変の予兆として，頻呼吸といった呼吸数の変化が著明に生じることがあります．これは，呼吸による代償機構が働いているためであると考えられます．

#### エビデンス2

**呼吸状態の変化**

心停止した患者の70％は，心停止前の8時間以内に呼吸器症状の増悪所見を呈していると報告されています[3]．

#### 臨床知1

**呼吸の代償機構**

人体を正常に機能させるために，酸塩基（pH）の状態を7.4程度に維持する必要があります．これには，おもに肺と腎臓がかかわっており，肺の酸塩基平衡における役割は，$CO_2$の調整です．これは，腎臓とうまくバランスをとっています．しかし，大きな侵襲を受け，体内に酸性物質が過剰になる，または腎臓の機能が低下してしまうと，肺から$CO_2$を排泄してなんとかバランスを取ろうとします．そのため，呼吸数が増加する反応がみられます．

経皮的酸素飽和度（$SpO_2$）が低下してきたときにおいても，体内への酸素の取り込みを増やそうとして呼吸数の増加をみとめることがあります．これが呼吸による代償機構であり，生体の恒常性を維持するための反応であるといえます．

- しかし，看護師が呼吸数を観察していないのではないかと感じることが多くあります．呼吸の評価として経皮的酸素飽和度のみを重要視する傾向にあること，また，呼吸数を計測するには時間を要することが支障の一因になっているのではないでしょうか．

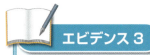

### エビデンス3

#### 呼吸数の測定時間

呼吸数の測定において，「15秒測定し4倍する」もしくは「10秒測定し6倍する」といった呼吸数の測定方法では「60秒間の計測」よりも誤差が大きくなるとの報告があります[7][8]．

[7] 山下裕紀:「呼吸数は1分間実測する必要がある」改めて，なぜなの? エキスパートナース 33(1):22-3, 2017

[8] The Joanna Briggs Institute : Vital Signs. Best Practice 3 (3), 1999

- 呼吸数だけで，患者の急変を予知することには限界があります．「酸素飽和度90%以下で救急治療室に入室した患者のわずか33%にしか，呼吸数の増加はみとめられなかった」との報告もあります[5]．また，呼吸運動の神経支配においても呼吸数のみで急変を予知することができない理由があると考えます．呼吸運動は患者本人の意思により回数や深さをコントロールすることができるからです．このことから，呼吸数だけで急変を予測することは困難であり，その他の生命徴候の観察も行い，異常の早期発見に努める必要があります．

### 2. 循環の一次評価

- 一次評価における循環動態の観察では，心臓のポンプ機能と末梢の循環不全の有無について観察を行います．観察のポイントを表4[6]に示します．

### 3. 血圧

- ショック直前の患者の血圧を測定したとき，<mark>血圧が低下していない場合があります</mark>．これは，代償機能により比較的保たれるからです．

🔍 臨床知2

#### 表4 一次評価における循環の観察ポイント

| C：循環<br>心臓のポンプ機能と末梢循環を評価する | ● 脈拍数（速さ，強さ，リズム）<br>● 皮膚の冷感・湿潤・蒼白<br>● CRT<br>● 網状皮斑<br>● 血圧<br>● 時間尿量<br>● 意識状態（脳血流の指標として） | ● 心電図モニタ装着<br>※モニタを装着することで，バイタルサインの変化や行った処置の反応を経時的な変化としてとらえることができる<br>● 体位の調整：安静仰臥位，あるいは下肢挙上<br>※心機能低下患者には心負荷が増強するおそれがあり禁忌<br>● 輸液の準備：輸液ルートの確保と細胞外液の準備をする |

（文献[6]を参照して作成）

**臨床知2**

#### 出血性ショックの分類と臨床症状

出血にともなう循環血液量減少では，出血量の30%までは，循環調節機構により心拍出量は維持されており，血圧は大きく変化しません 表5．
また，血圧がもともと低く，その状態で日常生活を送っている方にとっては，血圧低下がショックをきたすほどの心拍出量低下をきたさないこともあります．つまり，血圧のみでショックの判断を行うことは危険であると考えられます．

表5 出血性ショックの分類と臨床症状

|  | クラスI | クラスII | クラスIII | クラスIV |
|---|---|---|---|---|
| 喪失血液（%） | <15% | 15〜30% | 30〜40% | ≧40% |
| 心拍数（bpm） | <100 | 100〜120 | 120〜140 | >140 |
| 血 圧 | 正　常 | 正　常 | ↓ | ↓ |
| 脈 圧 | 正常または↑ | ↓ | ↓ | ↓ |
| 尿量（mL/時間） | >30 | 20〜30 | 5〜15 | <5 |
| 呼吸数（回/分） | 14〜20 | 20〜30 | 30〜40 | >35 |
| 精神状態 | やや不安 | 軽度の不安 | 混　乱 | 混乱/昏睡 |
| 毛細血管再充満 | <2秒 | >2秒 | >2秒 | 充満されない |
| 皮 膚 | 冷たい/ピンク | 冷たい/蒼白 | 冷たい/湿潤 | チアノーゼ/斑紋 |

＊循環血液量（L）＝体重（kg）×約7%

## 4. 脈　拍

- 心拍は心拍出量を規定する因子になります 図4 .
- 心拍数やリズムの変化により心拍出量は変化します．リズムの異常は不整脈です．正常な心臓のリズムは，拡張期に心臓内に流入する血液量を確保し，また収縮期の全身末端までの血液の送り出しを可能にします．不整脈では，心臓内への血液の流入と心筋の力を十分に活かした収縮がタイミングよく行えないため，心拍出量が低下してしまいます．
- また，侵襲による心拍出量の低下に対して心拍数は鋭敏に反応する循環動態のデータであるといわれます．それは，ショックの状態になると，心拍出量を維持するために代償機能が働き，脈拍数を増加させることで，低下した一回拍出量を補おうとする働きがあるためです．

## 5. 循環調節機構とは

- 心拍出量が維持することができなくなったときに，代償機構として循環調

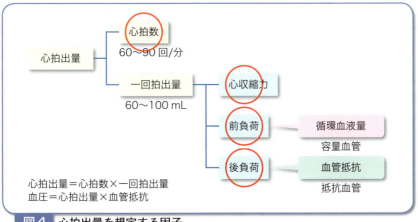

図4 心拍出量を規定する因子

節機構が働き，循環が維持されます．循環の調節機構には神経性調節 図5 と液性調節 図6 があります．

- 神経性調節とは，自律神経による循環調節システムです．自律神経とは交感神経と副交感神経を指しますが，出血にともなうショックの場合，おもに交感神経が優位となり，心拍出量が調節されていきます．液性調節とは内分泌からのホルモンの作用によって行われる循環調節システムのことで

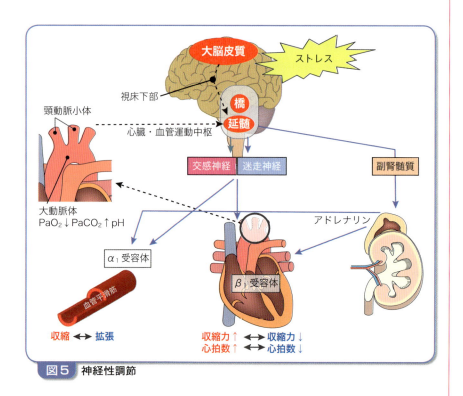

図5 神経性調節

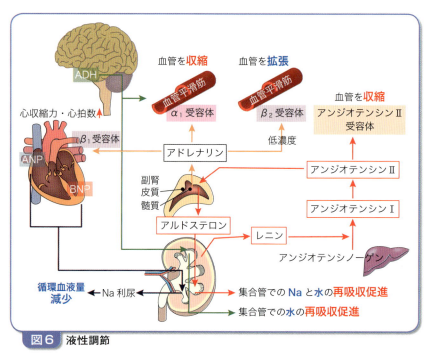

図6 液性調節

す．
- これらの神経性調節，液性調節により，循環を維持することができるのです．

## おわりに

- 急変に至る原因はさまざまです．生命維持に必要な酸素は気道を通り肺でガス交換が行われます．肺で血液内に取り込まれた酸素は，心臓のポンプ機能により全身に供給されます．呼吸や循環の運動は脳により調節されていますが，十分な酸素と栄養の供給がなければ機能しなくなります．このように生命を維持するために循環と呼吸は連動しており，どの部分に障害が生じたとしても急変を起こす可能性があります 図7 ．ですので，総合的に評価しなければなりません．

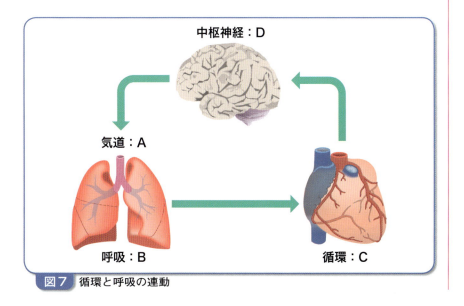

図7 循環と呼吸の連動

### 参考文献
1）安宅一晃 監："呼吸と循環をつなげた急変予測・対応 行動の基本実践事例集"．日総研出版，2013

Ⅲ. バイタルサインのここに注意！〜急変の予兆とピットフォール〜

# 急変の予兆〜気づくことができるバイタルサイン（小児編）
## 〜トレンドの変化と身体所見の合わせ技で予測すべし！〜

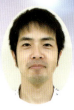

埼玉県立小児医療センター
4B病棟（HCU）　林　祐輝（はやし　ゆうき）

## エビデンス & 臨床知

### エビデンス
☑ 小児の心停止は，呼吸原性が多い．
☑ 呼吸不全は，酸素化（$PaO_2$）だけでなく換気（$PaCO_2$）によって定義される．

### 臨床知
☑ バイタルサインのトレンドの変化に着目する．
☑ 「なにかおかしい」「いつもより元気がない」などの印象が早期発見の入口となりうる．

## はじめに

● 小児領域における患者は，新生児から18歳未満までと対象年齢が幅広く，身体的精神的社会的に未熟であり成長発達過程にいるという点が特徴です．そのため，自分の症状や痛みの部位などを的確に表現することができないことが多くあります．したがって，看護師は患者のバイタルサインや身体所見から急変の予兆に気づく必要があります．本稿では，小児の急変に気づくために体系的アプローチを活用した方法についてご紹介します．

## 体系的アプローチとは

● 小児を対象とした初期対応を標準化したコースにPALS（Pediatric Advanced Life Support）やPEARS®（Pediatric Emergency Assessment, Recognition, and Stabilization）があります．これらのコースでは，一次評価としてABCDE（Airway：気道，Breathing：呼吸，Circulation：循環，Disability：神経学的評価，Exposure：全身観察）の順番で患者の全身状態を評価していきます．系統的な評価を連続して行い，緊急性や重症度を判断し，患者に生じている異常を分類することが可能になります．また，過不足なく観察することができるため，観察の見落としが減少します．

**著者プロフィール**（林　祐輝）
国立看護大学校卒業後，国立成育医療研究センターにてPICU勤務．現在，埼玉県立小児医療センターにて4B病棟（HCU）勤務
バイタルサイン測定や身体所見の観察は，看護における基本だと思っています．「小児は苦手」「よくわからない」と感じている方々に少しでも「受けもってみよう」と前向きに思って頂けたら幸いです．

● 体系的アプローチは，一度のみならず一日のなかで「情報収集→アセスメント→介入→評価→情報収集→…」とくり返し実践されるものです．刻一刻と変化する患者を経時的に評価するためには，くり返し実践することが重要となります．それでは，ABCDE アプローチに沿って実践での観察ポイントをまとめていきます．

## ABCDE アプローチの実践

● ABCDE アプローチでの評価項目を 表1 [1] に示します．A（Airway）は，気道の評価です．気道の評価は，呼吸の評価と混同される場合が多いですが，開通しているか簡単な措置で開通するかという点です．小児の気道は細く，浮腫や炎症などわずかな気道の狭窄が重度な呼吸不全へと移行する危険性があります．気道の開通性は，生命維持にかかわる重要な要素の一つです．吸気性喘鳴の聴取や胸郭の動きがないなどの所見が観察された場合には，早急な対応が必要となります．

[1] American Heart Association：〝PALS プロバイダーマニュアル AHA ガイドライン 2015 準拠″. シナジー, p71, 2018

● 続いて B（Breathing）は，呼吸の評価です．小児の解剖学的特徴として，「筋線維は成人と比較して疲労しやすい特徴を有する．さらに気管軟骨が脆弱であることに加え胸郭自体が柔軟であるなどの要因が重なって，一回換気量を増加させる予備力が少ない」[2] とされています．そのため，酸素化や換気に異常が生じた場合に呼吸回数を増加させることで代償します．したがって，バイタルサインである呼吸回数はもっとも重要ですが，加えて胸

[2] 松裏裕行：救急で知っておくべき小児の解剖学的・生理学的特徴. Emergency Care 26(1)：15-6, 2013

| 表1 | ABCDE アプローチの評価項目 |
|---|---|
| A：気道 | ● 胸部または腹部の動きを調べる<br>● 気流音および呼吸音を聴取する<br>● 鼻と口からの呼気を感じる |
| B：呼吸 | ● 呼吸数と呼吸パターン<br>● 呼吸努力<br>● 胸郭拡張および気流<br>● 肺音および気道音<br>● パルスオキシメータによる酸素飽和度 |
| C：循環 | ● 心拍数と心リズム<br>● 脈拍（中枢および末梢）<br>● 毛細血管再充満時間<br>● 皮膚色および皮膚温<br>● 血圧<br>● 尿量および意識レベル |
| D：神経学的評価 | ● AVPU 小児反応スケール<br>● Glasgow Coma Scale<br>● 瞳孔対光反射<br>● 血糖検査（60 mg/dL 以下，新生児の場合 45 mg/dL 以下） |
| E：全身観察 | ● 顔面・頭部・体幹・四肢・皮膚の外観の異常<br>● 体温<br>● 出血・熱傷・外傷・不自然な打撲創などの有無<br>● 点状出血や紫斑の存在や進行の確認<br>● 四肢の変形や打撲創 |

（文献[1]より引用）

表2　小児のバイタルサイン基準値

| 年齢 | 年齢別の正常呼吸数 呼吸数/分 | 正常心拍数 覚醒時（/分） | 正常心拍数 睡眠時（/分） | 正常血圧 収縮期血圧（mmHg） | 正常血圧 拡張期血圧（mmHg） |
|---|---|---|---|---|---|
| 新生児 |  | 100～205 | 90～160 | 67～84 | 35～53 |
| 乳児 | 30～53 | 100～180 | 90～160 | 72～104 | 37～56 |
| 幼児 | 22～37 | 98～140 | 80～120 | 86～106 | 42～63 |
| 就学前小児 | 20～28 | 80～120 | 65～100 | 89～112 | 46～72 |
| 学童 | 18～25 | 75～118 | 58～90 | 97～115 | 57～76 |

※体温や情動などの要因でも数値が変動するため，測定状況を加味した解釈が必要である．
※範囲外であっても正常と判断される場合がある．

（文献[1]より引用）

郭の動きの程度や $SpO_2$，努力呼吸の有無といった所見とあわせてアセスメントする必要があります．

- また，聴診では肺の末梢での呼吸音や音の強弱に注意します．肺末梢の評価には，上気道の音の影響を受けにくい腋窩直下での聴診が適しています．呼吸音の異常として，連続性ラ音（rhonchi：いびき音，wheeze：呼気性喘鳴）と断続性ラ音（coarse crackles：水泡音，fine crackles：捻髪音）があります．おもに連続性ラ音は呼気相で，断続性ラ音は吸気相で聴診されます．連続性ラ音は上気道または下気道，断続性ラ音は肺実質や肺胞に異常を生じている場合があります．

- C（Circulation）は，心血管機能の評価です．小児は，成長過程にあることから月齢や年齢別に基準値 表2 が設定されており，正常範囲が広いことが特徴といえます．代償性ショック時には血圧の変動はみられませんが，頻脈や尿量の低下，CRT[1]（capillary refilling time：毛細血管再充満時間）の延長，末梢側の拍動の減弱化といった徴候が観察されます．しかし，体温の上昇や腹部症状などによって呼吸数や心拍数も増加するため[3][4]，呼吸や循環にかかわる要因以外でもバイタルサインの変動が生じます．このような場合には，バイタルサインのトレンドの変化を踏まえて評価します．また，先天性心疾患などの既往をもつ患者もいるため，基準値だけに着目するのではなくバイタルサインの小さな変化や患者のトレンドの変化などを総合的に判断することが必要となります．

[1] 正常値：2秒未満，異常値：2秒以上．

[3] Thompson M et al：Deriving temperature and age appropriate heart rate centiles for children with acute infections. Arch Dis Child 94（5）：361-5, 2009

[4] Nijman RG et al：Derivation and validation of age and temperature specific reference values and centile charts to predict lower respiratory tract infection in children with fever；prospective observational study. BMJ 345：e4224, 2012

臨床知 1

**次に起こりうる変化を予測しよう**

臨床知 1　臨床の場では，受けもった直後から高熱などにより心拍数や呼吸回数などの基準値が逸脱していることが少なくありません．その状態をいかにアセスメントし，介入するか．または，観察を継続するかが看護師の腕の見せどころではないかと思います．次に起こりうるバイタルサインや身体所見の変化を予測することが重要であると考えます．

- D（Disability）では，迅速に評価するためにAVPU小児反応スケールや

GCS（Glasgow Coma Scale：グラスゴー・コーマ・スケール）が用いられています．GCSでは，2点以上のスコアの変動は神経徴候に優位な変化があったとされており，すみやかな原因の特定が求められます．また，意識レベル低下の原因の一つとして低血糖が挙げられます．とくに新生児では低血糖に陥りやすいため，迅速血糖値の確認を行います．

- 小児では，ひとたび覚醒すると見慣れない環境や孤独，人見知りなどにより啼泣を誘発することがあり，とくに夜間帯では看護師の心理として起こさぬように刺激を避けてしまうといったことが生じます．しかし，患者の疾患や病態，神経学的所見の有無などを考慮し，的確な頻度やタイミングでの観察が必要となります．

- 最後に E（Exposure）は，全身観察です．小児では，アレルギーの有無が不明であることや予防接種が未接種であることがあります．そのため，発赤や発疹などの外表所見を観察することが重要となります．また，体温管理や安静保持のため衣服や掛け物によって皮膚表面が観察できない場合や，安全管理上の工夫として点滴やドレーンをテープやタオルなどで覆っている場合があります．このような場合でも，皮膚の露出を最小限にするなどの工夫をし，体温管理や安全管理を考慮しながら，患者の全身を目視で確認することが重要です．

- また，小児は言語能力が未成熟であるため，恐怖や寂しさなどを「痛い」という言葉や啼泣することによって表現することがあります．看護師は，患者が発している表現を受け止めることはもちろん重要ですが，裏に隠された痛みや病勢の悪化など本当の理由に気づく必要があります．ときには，普段の生活をみている家族から見た「いつもと違う」「なんとなく元気がない」といった印象🔍が患者の異常を発見する一助となることもあります． 🔍 臨床知2

**臨床知2　家族からの訴えに耳を傾けよう**

臨床の場では，面会中の家族から「いつもと違います」や「なにか様子が変です」などの違和感の訴えを聞くことがあります．家族からの訴えは，具体性がなく不安などの心理的側面から発せられるものもありますが，重要な情報であることも少なくありません．家族からの情報をアセスメントしABCDEアプローチに立ち返って患者を再評価することで隠された異常の発見につながることがあります．また，評価した内容や治療，「このような症状が出たら知らせてほしい」といったことを家族に説明し，共有することで家族の不安の軽減を図り，家族と連携して観察することができます．

- 体系的アプローチとは，このようにAからEまで系統立てて情報を収集し，得た情報を短時間で総合的に評価します．そして，患者のどこに異常があるのか判断し，具体的な介入につなげていくこととなります．小児の**心停止は呼吸原性が多く**🔍，顕在化している呼吸障害を野放しにしていると徐脈や心停止に陥ります．そのため，早期に呼吸障害を認識し，介入することが重要となります．多くの場合，「急変の予兆」としてバイタルサインや身体所見に何らかの異常が現れるので，体系的アプローチを駆使して「急変を予防」することが，看護師としての重要な役割であると考えます． 🔍 エビデンス1

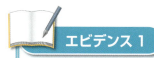

### 呼吸障害とショックは，患者の急変に直結する

「低酸素性/呼吸原性心停止は，乳児や年少児，とくに基礎疾患のある小児にもっとも多くみられる」[4]といわれており，「院内心停止においては，小児においても循環不全・ショックに引き続く心停止が最大の原因であること」[5]が報告されています．すなわち，患者の急変に直結する呼吸障害とショックを早期に認識し，すみやかに対応することが重要です．臨床の場では，小児は体動が激しく，パルスオキシメータが感知せず不要なアラームが頻繁に鳴ってしまうことがあります．そのため，アラーム設定の警告域を広げてしまうことがありますが，そのままではいざというときの低酸素に気づかず，発見が遅れてしまう可能性があるので，患者の覚醒度や動きに合わせたアラーム設定が重要です．

[5] 日本蘇生協議会 監："JRC 蘇生ガイドライン 2015"．医学書院, p178, 2016

## 事例を通して ABCDE アプローチを実践する

● まずは次の事例をみてみましょう．

### 症例

6ヵ月の児．RS ウイルス（respiratory syncytial virus）陽性．経鼻酸素 1 L/分投与下で夜間は特記すべきバイタルサインの変動はなかった．昼から経口哺乳が開始となったが咳込みが多く，飲みたがらない．母親に抱っこされているが不機嫌である．母親は「普段は抱っこしても泣き止まないことはない」と話している．

A：発声あり，開通している
B：呼吸回数 60 回/分，$SpO_2$：99％（経鼻酸素 1 L/分投与中），呼気性喘鳴（wheeze）と水泡音（coarse crackles）が聴取され，鼻翼呼吸あり
C：血圧 94/56 mmHg，心拍数 170 回/分，末梢冷感なし，CRT 2 秒未満，尿量 0.9 mL/kg/時，末梢側の脈拍触知良好
D：AVPU スケール：A（Alert：意識清明），GCS：E4V5M6，対光反射＋/＋，瞳孔径 3.5/3.5 mm，大泉門平坦，迅速血糖値：未測定
E：抱っこされているが不機嫌，点滴漏れを疑う所見なし，皮膚所見の異常なし，体温 37.2℃

### 評価と看護：呼吸系の異常あり

口鼻腔吸引を実施し白色粘稠性分泌物あり，頓用指示のあったサルブタモール硫酸塩吸入薬（ベネトリン®吸入薬）を使用するが，努力呼吸は継続している．その後，10〜20 分程度観察を継続するが改善みられず，バイタルサインのトレンドは増加傾向であるため，治療強化の可能性を考え医師に報告することとした．

● この事例は，現病の悪化による **呼吸窮迫** の出現です．「経口摂取が進ま

ない」「不機嫌」という気づきから再評価し，呼吸状態の増悪を認識することができ，ABCDEアプローチから治療につなげることができました．小児では，自分の症状を訴えることが困難であるため，ときおり「不機嫌」と評されることがあります．まず，ABCDEに緊急性がないことを確認してから不快刺激（分泌物貯留・疼痛・おむつ内汚染・環境音・照明・寂しさなど）を除去し，何らかの異常の可能性を考えて経時的な観察が必要となります．また，哺乳後や便秘などの腹部膨満により呼吸回数が増加することがあるため，患者の日常生活と呼吸状態を関連づけてアセスメントすることで，よりバイタルサインの細やかな変動に気づくことができると考えられます．

### エビデンス2

#### 呼吸不全と呼吸窮迫

呼吸不全（respiratory failure）は，「呼吸機能障害のために動脈血ガス（特に$O_2$と$CO_2$）が異常値を示し，そのため正常な機能を営めない状態であり，室内空気呼吸時の動脈血酸素分圧（$PaO_2$）が60 Torr以下となる呼吸器系の機能障害，またはそれに相当する状態」[6]と定義されます．

しかし，乳幼児の呼吸不全に明確な診断基準はなく，臨床症状，ガス分析値などから総合的に診断されています．呼吸窮迫とは，「酸素や人工呼吸などの介入が必要でないものの，呼吸仕事量，呼吸努力の増加した状態」[7]と定義されます．臨床症状として吸気性呼吸音の低下あるいは消失，痛覚反応の低下，筋緊張の低下をみとめた場合には，早急な治療が必要となります．

また，新生児においては，呼吸障害の重症度判定としてシルバーマン陥没指数が用いられることがあります[8]．

[6] 日本呼吸器学会肺生理専門委員会，日本呼吸管理学会酸素療法ガイドライン作成委員会 編：呼吸不全．"酸素療法ガイドライン"．メディカルレビュー社，pp6-8，2006

[7] 志馬伸朗 総合編著："小児ICUマニュアル改訂第6版"．永井書店，pp74-7，2012

[8] Silverman WA : "Dunham's Premature infants. 3rd ed". New York, Harper & Row, p144, 1961

【事例から学べること・まとめ】
- バイタルサインの変動や身体所見の推移を評価することで，呼吸窮迫の早期発見が可能となります．
- 異常を認識したら，迅速な看護を行います．それでも改善が得られなければ早期に医師と情報共有を行い治療につなげることが急変の予防となります．
- 患者家族の訴えは，異常の早期発見につながることがあります．

## おわりに

- 小児は，言語能力や認知能力が成熟していないため，症状を具体的に訴えることができません．そのため，看護師が積極的に情報収集を行い，体系的アプローチを習慣づけることで，急変の予兆を早期に発見し，治療へとつなげることができます．

Ⅲ．バイタルサインのここに注意！〜急変の予兆とピットフォール〜

# バイタルサイン測定におけるピットフォール
〜知らないと患者の異常を見逃す!? より正確に状態を判断するためには〜

国立循環器病研究センター
CCU（副看護師長，集中ケア認定看護師） 原田 愛子

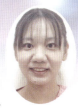

## エビデンス&臨床知

### エビデンス
- ☑ バイタルサインは測定方法や測定のタイミングで容易に変化する．
- ☑ 血圧は収縮期血圧と拡張期血圧だけではない．平均血圧も重要である．
- ☑ 呼吸数はさまざまな異常の変化を表す重要なサイン．
- ☑ 疾患によって目標とするバイタルサイン値は変わってくる．

### 臨床知
- ☑ バイタルサインはその時の値だけをみるのではなく，これまでの経過をみて判断する．
- ☑ 「平均血圧＝臓器への灌流」という意識をもつと，より患者の細かなアセスメントが行えるようになる．
- ☑ ベッドサイドモニタの数値だけをみるのではなく，実際に患者をみて判断することが重要．
- ☑ 測定値が正常値であっても油断しない．

## はじめに

● バイタルサインは生命（vital）の徴候（sign）であり，バイタルサイン測定は軽症であっても重症であっても，すべての患者に行うものです．また，看護を行ううえで最初に学ぶ内容ではないでしょうか．バイタルサインの項目として「呼吸」「血圧」「脈拍」「体温」を4つの柱として「$SpO_2$」「意識レベル」「尿量」などさまざまなものがあります．これらは客観的に評価するために数値化され，その数値が異常か正常かで患者の状態を確認することができます．しかし，その数値を正しく判断できなければ，バイタルサイン測定を行っても患者の状態を正しく知ることができません．そしてその値は，正しいバイタルサイン測定を行わなければ信頼できない値となってしまいます．

**著者プロフィール**（原田愛子）
2006年 国立循環器病研究センター入職，心臓血管外科系集中治療室（ICU）配属
2010年 3学会合同呼吸療法認定士取得．2013年 集中ケア認定看護師資格取得
2015年 4月より現職

## どのタイミングで，どうやって測定するかを考える

- バイタルサインを測定するにあたって，医師から「バイタルサイン4検」など一日に何回測定するか指示が出ることがあります．しかしバイタルサインを測定するタイミングは，測定の目的によって違います．「降圧薬の調整を行うために毎日決まった時間に血圧を測定する」「リハビリテーションによる負荷をみるためにリハビリテーション中に行う」など，ある程度固定されたタイミングで測定することに意味がある場合と，「今何かが患者に起こっているかもしれない」と何か異変を察知して状態の評価を行う場合があります．どちらも必要な測定のタイミングですが，何のためにバイタルサインを測定するかを考えないと，測定値が意味をなさないものになってしまいます．

- 「血圧を測定する際，どうやって測定していますか？」こう質問されたら皆さんはどのように答えますか？「マンシェットを上腕に巻いて測る」「患者を仰臥位にして測る」「電子血圧計で測る」など，いろいろな答えが出てくるでしょう．血圧を測定するためには，いつ，どのような体位で，何を使って，どうやって行うかということが関係してきますが，これらの1つでも変わると，測定値が変わってくる可能性があります．それほど**バイタルサイン測定の値は測定方法によって変動性があり**，曖昧なものなのです．少しでもその変動を少なくするためにも，正しい方法で測定することが重要です．そして測定した値はその値のみをみるのではなく，**以前と比べてどう変化しているか**を必ず確認します．

 エビデンス1

 臨床知1

### エビデンス1

#### 直接血圧測定法と間接血圧測定法

血圧測定を一つとってもさまざまな測定方法があり，おもなものに直接血圧測定法と間接血圧測定法があります．橈骨動脈内などに留置針を刺し，圧トランスデューサで測定する直接血圧測定法と，上腕動脈にカフを圧迫させて聴診する間接測定法では，とくに高齢者や高血圧患者では2つの測定方法の間でより誤差が出やすいともいわれています[1]．

また，直接血圧測定法では動脈圧ラインの数値とともに波形がモニタリングできますが，留置針の屈曲や，閉塞，留置針先端が血管壁に当たっているなどの状況下では，波形が正しく表示されず測定値も正しい値となりません．そのため留置針の角度の調整や針先が動かないような固定を工夫するなど，常に正確な値がモニタリングできるようにする必要があります．間接血圧測定法においても，カフのサイズ，巻き方などにより数値に誤差が出るため，正しいカフのサイズ，巻き方で測定することが必須となります．

[1] 酒田宴里：直接血圧測定値と間接血圧測定値の間に誤差を生じさせる要因についての検討．人間看研 9：11-20, 2011

| 臨床知 1 | **バイタルサインは経時的変化をみる** |

バイタルサインを測定した際，前回の値と大幅に違う場合は，患者の状態が変化している可能性に加え，測定方法が前回と違っている，または血圧やSpO₂値は測定する機械の不具合などであることもあります．一度測定して異常値が出た場合，再度測定したり別の機械で測定するなどして確認することも重要です．しかし異常値が出たからといって単純に機械がおかしいのかな？　と考えるだけではなく，患者の状態を観察し，患者の状態は変化がないのに値だけが急に変化しているのか，値とともに明らかに患者の状態も変化しているのかを瞬時に判断しなければなりません．患者の状態変化に気づくのが遅れ，状態悪化につながる可能性もあります．そのときの値だけをみて判断するのではなく，これまでの経過をみながら，急激な悪化のサインなのか測定方法による異常値の出現であるのかを確認しましょう．

## 血圧は収縮期血圧と拡張期血圧を確認すればよいのか

- 血圧とは，血液が血管の壁を押したときの圧力です．心臓が収縮して血液を送り出すときの血圧が収縮期血圧であり，心拍出量と末梢血管抵抗で規定され，これは心臓（左心室）にとっての後負荷を示します．また，心臓へ血液が戻ってきた状態で，大動脈の血液量が減ったときの圧が拡張期血圧であり冠動脈の血流に関係します．==血圧の値というと，この収縮期血圧と拡張期血圧を示すことが多いかもしれません==．測定値を報告したり記録する際も，この拡張期血圧と収縮期血圧をおもに用いると思います．しかし，血圧の値は収縮期血圧と拡張期血圧だけではなく，平均血圧にも注意する必要があります．

臨床知2

### 収縮期血圧，拡張期血圧，平均血圧それぞれの意味を理解しアセスメントしよう

収縮期血圧と拡張期血圧は，高血圧もしくは低血圧を示唆するためには臨床的にも重要な数値ですが，これらは臓器に血流を流す圧の指標としては不十分です．平均血圧とは，心臓以外の臓器灌流の指標となり，組織循環を考えるうえで重要なものです[2]．

収縮期血圧が正常範囲内であれば一見問題がないように思いがちですが，このとき必ずしも平均血圧に問題がないとはかぎりません．収縮期血圧，拡張期血圧，平均血圧のそれぞれの意味を理解し，アセスメントを行わなければ，正常だと思っていても，じつは循環不全が起きていたということにもなりかねません．

[2] Klabunde RE："臨床にダイレクトにつながる循環生理" 百村伸一 監，羊土社，pp117-8, 2015

### 臨床知 2 「平均血圧＝臓器への灌流」という意識をもとう

バイタルサインを測定し，報告を行う際，「血圧○○/○○です」と収縮期・拡張期血圧のみの報告で終わっていることがよくあります．しかし，本当の意味で循環不全が起こっていないかアセスメントするためには，ふだんから平均血圧を意識する必要があります．

聴診法などで平均血圧が確認できない場合は，計算で値が確認できます．動脈ラインが入っている場合や自動血圧計を使用した場合は，平均血圧も同時に測定され簡便に確認できますので，「平均血圧＝臓器への灌流」という意識をもつと，より患者の細かなアセスメントが行えるようになります 図1 ．

$$上腕動脈平均血圧＝拡張期血圧＋\frac{収縮期血圧－拡張期血圧}{3}$$

**図1** 平均血圧の測定方法（上腕動脈で測定した場合）
平均血圧の正常値は状況により変化する．
加齢にともない一般的に拡張期圧に比べ収縮期圧が上昇するため，高齢者の平均血圧はやや高くなることが考えられる．

## 呼吸数の観察をおろそかにすると，症状変化の重要なサインを見逃す

● 呼吸器疾患患者は呼吸苦や低酸素などさまざまな症状を呈し，バイタルサインのなかでも呼吸数は重要となります．しかし，呼吸回数は呼吸器疾患以外の患者では重要性は低いのでしょうか．呼吸数が増加する病態には，呼吸器疾患以外でも急性心不全，急性腹症，発熱などさまざまなものがあります．一見すると**呼吸機能は問題なさそうに思える病態であっても，呼吸数の増加が症状として現れるため，患者の状況の変化に気づくための重要なサインとなります**．そのような重要なサインとなりうる呼吸数はやはり正確に測定する必要があります．**呼吸数は他のバイタルサインと比べて，意識的に変化させることができ，患者の意思で呼吸数を減らしたり逆に増やしたりすることができます**．そのため意識していない状態での呼吸回数を観察する必要があります．

### エビデンス 2

#### 呼吸数は患者の状態を表す重要なサイン

呼吸数はさまざまな評価ツールのなかの項目の一つとなっています．2016年に敗血症に関する定義が改定され，敗血症のリスク評価にICUではSOFAスコアを，ICU以外ではqSOFAを用いることが提唱されました[3]．とくにqSOFAは敗血症の早期認識を行うためによりシンプルな内容となっています 表1 ．そのなかの一つの項目に呼吸数が挙げられています．このことからも呼吸数は，患者の状態を表す

[3] The Third International Consensus Definition for Sepsis and Septic Shock (Sepsis-3). JAMA 315 (8): 801-810, 2016
https://jamanetwork.com/journals/jama/fullarticle/2492881
(2018.3.27 参照)

ものとして重要なサインの一つであることがわかります．

表1 qSOFA

- 呼吸数上昇（＞22回/分）
- 意識レベル低下（GCS＜15）
- 血圧低下（収縮期血圧＜100 mmHg）

（文献3を参照して作成）

**臨床知3**

### 呼吸は回数と呼吸様式，両方みよう

ベッドサイドモニタ装着中の患者は，心拍数とともに呼吸数もモニタリングされます．しかし，ベッドサイドモニタは呼吸によって生じる電極間の電流の変化によって数値を表示するため，わずかな体動を感知してしまい，正しい値が出ていないことがあります．そのため，モニタの値だけを記録するのではなく，実際に胸郭の動きで呼吸数を測定することが重要です．そして回数だけではなく呼吸様式も必ず確認し，回数と呼吸様式を合わせて確認することが必要です．

しかし，常に継続して胸郭の動きで呼吸回数を測定することは現実的ではないため，呼吸数を示すモニタが装着されている場合は，モニタが示す値や波形が実際の患者の胸郭の動きと違いがないかの確認を行い，その値を参考にすることができます 図2 ．また，「今から呼吸回数を測りますね」と声をかけると，少なからず患者は意識してしまうため，脈拍測定を行う際に同時に呼吸数も観察するなどの工夫が必要です．

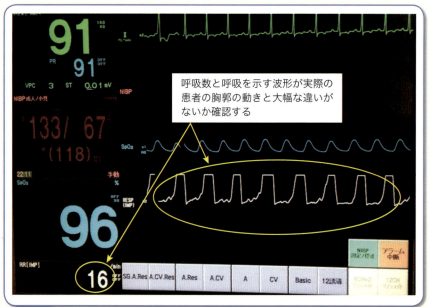

図2 ベッドサイドモニタによる呼吸数測定

モニタでの呼吸数測定は，電極間の電流の変化で測定されるため，体動などの動きを容易に感知する．誤差が出やすいことをあらかじめ理解しておく．

## 測定した値が正常値の範囲内であれば安心か

- 通常バイタルサイン測定をする際，その値を判断するための指標として，各バイタルサインの正常値と比べてどうかということをみています．**しかし正常値の範囲内であれば安心してよいというわけではありません**．まず，測定された数値が本当に正しいかどうかが重要です．脈拍は，$SpO_2$モニタを装着していれば同時にモニタリングできます．しかし心房細動などの不整脈がある場合，実際の脈拍とモニタリングされた値に差が出るため，モニタリングされている値が正常でも実際は異常値を示していることがあります．

　エビデンス 3

- また，疾患ごとに目標とする血圧，$SpO_2$ などは変わってきます．まず正常値かどうかを判断することは必要ですが，**疾患の特殊性や目標とする値を考えたうえで患者の状態をみてこの値でよいのかを判断しなければなりません**．

　臨床知 4

### エビデンス 3

#### 正常値は患者の状態や治療方針によって変化する

患者の血圧が 110/50 であった場合，この数値だけみると血圧は正常範囲内です．しかしこの患者が脳梗塞急性期の患者であればどうでしょうか．脳梗塞急性期は一般的に脳灌流を維持するために収縮期血圧や平均血圧をある程度高く保つ必要があります．そのため収縮期血圧 110 mmHg は正常範囲にありますが，脳梗塞急性期においては十分な収縮期血圧が維持できていないことでさらなる脳虚血をもたらす危険性があります[4]．

また，逆に血圧が 85/40 という患者がいたとします．明らかに収縮期血圧は低値を示していますが，この患者が慢性心不全の患者であれば，血圧を上昇させることで心臓に対して後負荷が増強し，心不全をさらに助長しかねません．測定した値が正常値と比べてどうであるかということを確認することは重要ですが，それだけではなく患者の状態や治療方針などを含めて評価する必要があります．

[4] 棚橋紀夫：高血圧治療ガイドライン2014における脳血管障害急性期患者の血圧管理．血圧 22(8)：599-602, 2015

### 臨床知 4

#### 正常値だからといって油断しない

バイタルサインは疾患だけでなく，年齢，性別によっても変化していきます．新生児のバイタルサインと成人のバイタルサインでは値に大きく違いが出ることは容易に予測されます．正常値とはあくまでも一般的に問題のない数値として示されているため，その範囲内であれば必ずしも安心であるとはいえません．数値だけにとらわれるのではなく，実際に患者をみて，触れて，そのうえで測定したバイタルサインとの整合性はどうかということを常に考える必要があります．また，測定した値のうち一つが異常値を示した場合，異常値のみに目が行きがちですが，その一つだけをみて判断するのではなく，得た情報を関連づけながら総合的にアセスメントする必要があります．

## おわりに

- バイタルサインは，患者の状況を理解するために欠かすことのできないものです．しかし毎日行っていると慣れが生じてきたり，自己流で行いがちです．また，測定値を単独でみて判断すると，患者の状態の変化に気づくのが遅くなる可能性もあります．より正確に患者の状態を理解するには，正しい測定方法とバイタルサインそれぞれの値の意味を正確に理解していなければなりません．患者の貴重なサインを見逃すことのないように，それぞれの数値をしっかり確認していきましょう．

---

**好評発売中**

ISBN978-4-88378-643-5

# はじめて学ぶ ケーススタディ

―書き方のキホンから 発表のコツまで―

編著：國澤 尚子

「明日からケーススタディが書ける」をコンセプトに，考え方から，書き方，発表までを，ポイントを絞って解説．実例紹介では，添削指導や講評を掲載し，学習効果を高めます．

B5判　144頁
定価（本体1,800円＋税）

**総合医学社**　〒101-0061　東京都千代田区神田三崎町1－1－4
TEL 03(3219)2920　FAX 03(3219)0410　http://www.sogo-igaku.co.jp

III. バイタルサインのここに注意！〜急変の予兆とピットフォール〜

# 経皮的酸素飽和度（SpO$_2$）のピットフォール
## 〜SpO$_2$ の正体を見きわめよ！〜

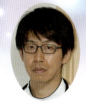

富山大学附属病院 集中治療部（ICU）
（集中ケア認定看護師）
佐藤 慎哉（さとう しんや）

## エビデンス & 臨床知

### エビデンス
- ☑ SpO$_2$ は SaO$_2$ の近似値であり，酸素解離曲線から PaO$_2$ の値を予測する．
- ☑ SpO$_2$ 100％は，酸素中毒や吸収性無気肺のリスクがあることを常に考慮する．
- ☑ 「SpO$_2$ 低下＝低酸素血症」と決めつけず，まずは末梢循環の悪化や体動などによる測定障害がないか確認する．

### 臨床知
- ☑ COPD の患者は，普段の SpO$_2$ の値を把握し CO$_2$ ナルコーシスを予防する．
- ☑ パルスオキシメータの測定値は誤差や機種によるバラつきも考慮する．

## はじめに

- 経皮的酸素飽和度（以下，SpO$_2$）は，パルスオキシメータを通してもっとも簡便に得られる客観的な酸素化データといえます．しかし，その数値を評価する際は，さまざまな点に注意しなければなりません．SpO$_2$ とはいったい何なのか，パルスオキシメータや酸素飽和度の特徴をよく理解したうえで学んでいきましょう．

## そもそも SpO$_2$ とは

### SpO$_2$ は何の略語？

- ふだん，当たり前のように言葉にしている「エスピーオーツー」や「サチュレーション」ですが，これらは何を指しているのでしょうか．
- SpO$_2$ は，「percutaneous oxygen saturation」と表記され，SaO$_2$：arterial oxygen saturation と区別されます．両者の違いは，動脈血の酸素飽和度を経皮的に測定しているか，直接動脈血を採取して測定しているかの違い

---

**著者プロフィール**（佐藤慎哉）

2003 年 看護師免許取得．手術室，救命救急センターなどでの経験を経て，2010 年より富山大学附属病院へ所属．集中治療部（ICU）に勤務．2015 年 集中ケア認定看護師の資格を取得し現在に至る．
皆さんは，SpO$_2$ の変化に一喜一憂し，数値に振り回されていることはありませんか？　本稿が皆さんのSpO$_2$ の理解と日々のアセスメントのお役に立てれば幸いです．

によります.

- また,$SpO_2$ のフルスペリング表記は,上記のほかにもさまざまあり,絶対的にどの表記が正しいか定まっていないのが現状です.$SpO_2$ の「p」に関しても,「percutaneous（経皮的）」のほかに「pulse（脈拍）」の略語として使用される場合もあります.いずれにしても「経皮的に末梢動脈の拍動を感知して酸素飽和度を測定している」点で臨床的な意味合いに違いはありません.

## $SpO_2$ と $SaO_2$

- パルスオキシメータはなぜこれだけ使用され,私たちは $SpO_2$ を重要視しているのでしょうか.それは,$SpO_2$ を $SaO_2$（動脈血酸素飽和度）の近似値ととらえているからです.
- 私たちが呼吸により取り込んだ酸素（$O_2$）は,そのほとんどが動脈血中でヘモグロビン（Hb）と結合し酸化ヘモグロビン（$O_2Hb$）へと形を変え,全身の細胞へ供給されます.$SaO_2$（動脈血酸素飽和度）とは,ヘモグロビンが酸素とどの程度の割合で結びついているか示したものであり,体内の酸素化を評価するうえでたいへん重要な意味をもちます.そのため,$SaO_2$ の近似値である $SpO_2$ も重要となります.

## $SpO_2$ と $SaO_2$ の測定方法の違い

- 酸素化を評価するうえで大事な $SaO_2$ ですが,先に述べたように $SaO_2$ を測定するには動脈血が必要となります.そのためには動脈穿刺をするか,観血的動脈ライン（A ライン）を留置することが必要となり,侵襲や手間がかかります.
- 一方,$SpO_2$ は,基本的に指先などにプローブを装着するだけで測定が可能であり,非侵襲的かつ手間がかからない点で優れているといえます.

# 酸素飽和度と酸素解離曲線

## 酸素解離曲線とは

- 酸素は血液に溶けにくい性質があり,赤血球内のヘモグロビンと結合した状態で全身をめぐります.そして,末梢組織で酸素を放して細胞に供給されます.**酸素解離曲線**とは,ヘモグロビンの酸素結合（$SO_2$）と酸素分圧（$PO_2$）の関係を示した S 字曲線をいいます 図1.基本的に $PO_2$ が高くなれば $SO_2$ も高くなり,$PO_2$ が低くなれば $SO_2$ も低くなります.
- 通常,酸素解離曲線は酸素飽和度と酸素分圧の関係を表すため,縦軸に $SO_2$,横軸に $PO_2$ という表記をしますが,動脈血に限定した酸素飽和度や酸素分圧を表す場合は,$SaO_2$ や $PaO_2$ と表記します.酸素解離曲線そのものは動脈血であっても静脈血であっても $SO_2$ と $PO_2$ の関係性に変わりはありません.

### $SaO_2$ と $PaO_2$ の関係[1]

$SaO_2$（動脈血酸素飽和度）と $PaO_2$（動脈血酸素分圧）は相関関係にあります．$SaO_2$ は，肺胞から肺毛細血管内に拡散された酸素と血中のヘモグロビンとの結合の割合を示しています．酸素解離曲線を見ると，たとえば $PO_2$ 80 mmHg のときの $SO_2$ は 95％ となります．

酸素分圧（$PO_2$）が上昇し S 字曲線が右側に向かうと，初めは酸素飽和度（$SO_2$）も上昇しますが，酸素分圧（$PO_2$）がおおよそ 150 mmHg を超えると酸素飽和度（$SO_2$）は 100％ となり平坦化します．これは，ヘモグロビンと結合する酸素が飽和状態となり，それ以上増えないことを意味しています．

逆に，酸素分圧（$PO_2$）が 60 mmHg を下回ると，曲線の傾きが急になり酸素飽和度（$SO_2$）は急激に下がります．これは，より多くの酸素が組織へ放たれることを意味しています．

このように酸素解離曲線により，$SaO_2$ の値がわかれば $PaO_2$ の値をある程度予測することができます．$SpO_2 ≒ SaO_2$ と考えた場合，$SpO_2$ の値がわかれば $PaO_2$ の値を予測できることになります．

[1] 小澤瀞司 他監："標準生理学第7版".医学書院, p679, 2013

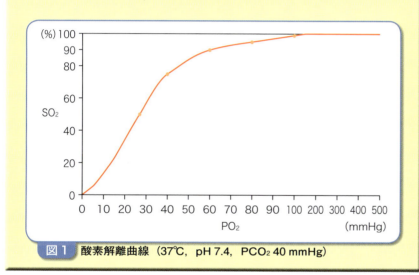

**図 1** 酸素解離曲線（37℃，pH 7.4，$PCO_2$ 40 mmHg）

## 高濃度酸素吸入による身体への影響

### 高濃度酸素吸入を続けることは危険！

● 皆さんは，患者の $SpO_2$ が 100％ を示していたら安心していませんか．生体にとって最適な $SaO_2$（$SpO_2$）は 95〜98％ です．そのときの $PaO_2$ は 80〜100 mmHg 程度です．皆さんは $SpO_2$ が 90％ を下回るような場合，低酸素血症と判断し敏感に反応することでしょう．それと同じように $SpO_2$ 100％ の患者に対しても注意が必要です．

● 高濃度の酸素吸入により，$SaO_2$ が 100％ で飽和状態となっても $PaO_2$ は上昇し続けることが酸素解離曲線よりわかります．たとえば，$PaO_2$ が 150 mmHg から 300 mmHg へ上昇したとしても $SaO_2$（$SpO_2$）は 100％ のままなのです．高濃度の酸素吸入により $SaO_2$（$SpO_2$）や $PaO_2$ が高値

の状態が続くと，身体は**酸素中毒や吸収性無気肺**🔍などの弊害が出てきます．そのため，高濃度酸素吸入による弊害を常に念頭におき，$SpO_2$を評価することが重要となります．

**エビデンス 1**

## 酸素中毒と吸収性無気肺

酸素中毒は，高濃度酸素吸入を続けることにより体内で活性酸素（フリーラジカル）が発生し，細胞傷害を起こす状態をいいます．厳密には吸入気の高い酸素分圧（$PO_2$）が直接の原因となります[2]．たとえば，活性酸素により気道粘膜にある線毛の基底細胞が傷害されると線毛運動が低下し気道分泌物（痰）の喀出が困難になります．そのほかにも気道や肺実質へさまざまな影響を及ぼします 表1．

吸収性無気肺は，高濃度酸素吸入により広範囲にわたり肺胞が虚脱することにより起きる無気肺をいいます．私たちが呼吸に利用する大気中のガスは，酸素約21％，窒素約78％，その他の微少ガス約1％で構成されています．呼吸により肺胞に取り込まれた酸素は，肺胞と肺毛細血管との間で拡散という作用により二酸化炭素とガス交換されます．通常，肺胞から肺毛細血管内へ酸素が拡散されても肺胞内には窒素が残存するため拡張した状態を保ちます．しかし，高濃度の酸素を吸入し続けると酸素が肺毛細血管内に拡散した後，肺胞内に残存する窒素量が少ないため肺胞は虚脱しやすくなります．その結果，無気肺となり，生理学的シャント量が増えて低酸素血症をまねく危険性があります．

**表1** 健常者100％酸素吸入時の臨床所見

| 吸入時間（単位：時間） | 臨床所見 |
|---|---|
| 0～12 | 肺機能正常<br>気管・気管支炎<br>胸骨下痛 |
| 12～24 | 肺活量低下 |
| 24～30 | 肺コンプライアンス低下<br>A-a$DO_2$（肺胞-動脈血酸素分圧較差）開大<br>運動時低酸素血症 |
| 30～72 | 肺拡散能低下 |

（文献[3]より引用）

[2] 日本呼吸ケア・リハビリテーション学会 酸素療法マニュアル作成委員会 他編：酸素中毒．"酸素療法マニュアル（酸素療法ガイドライン 改訂版）"．メディカルレビュー社，pp90-92，2017

[3] Scanlan CL et al：Medical Gas Therapy．"Egan's Fundamentals of Respiratory Care 7th ed"．Scanlan CL et al eds．Mosby Inc，p741，1998

● $CO_2$ナルコーシスは，血中に二酸化炭素が蓄積することによって起こる意識障害や中枢神経障害のことをいいます．**COPD（慢性閉塞性肺疾患）**🔍などのⅡ型呼吸不全の患者は，慢性的に高二酸化炭素血症の状態にあります．健常者では，二酸化炭素分圧の上昇により呼吸中枢が刺激され換気が促進されます．しかし，Ⅱ型呼吸不全の患者は，血中二酸化炭素分圧が慢性的に高いため，二酸化炭素分圧による呼吸中枢の刺激が抑制されており，低酸素分圧による呼吸中枢の刺激に依存して換気の調節が行われ

**臨床知 1**

ています．この状態で高濃度酸素を投与すると，低酸素分圧による呼吸中枢の刺激が抑制され，呼吸調節が機能しなくなります．その結果，呼吸抑制から高二酸化炭素血症が増悪し，意識障害や呼吸停止をきたす危険性があります．

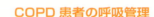

| 臨床知 1 | **COPD患者の呼吸管理**<br>COPD患者は，入院前の日常生活での$SpO_2$を把握しておくことが重要です．高濃度酸素による呼吸抑制を防ぐため，基本的に普段の$SpO_2$に近い値を得られるよう酸素投与をします．また，普段の$SpO_2$がわからない場合は，初めから高濃度の酸素を投与しないようにすることが$CO_2$ナルコーシスを予防するうえで重要となります． |

## 弊害を防ぐために

● これらの弊害を予防するには，吸入酸素濃度を適切に管理する必要があります．一般的に$FiO_2$が0.6以下であれば酸素中毒は生じにくいとされています．血液ガス測定が可能な状態にあれば定期的に$PaO_2$を確認し，上昇しすぎていないか監視していくことが重要です．測定が不可能な場合は，$SpO_2$が100％とならないようにし，$SpO_2$から$PaO_2$を予測しながら，病態に合わせた管理をしていきます．

# パルスオキシメータの特徴

## 酸化ヘモグロビンと還元ヘモグロビンの吸光度の違い

● 健常者の血液の色は，動脈血と静脈血で異なります．動脈血は，光を通して見ると真っ赤に見えるのに対し，静脈血は黒い紫色に見えます．その違いは，ヘモグロビンの吸光度の違いによります．血液の酸素飽和度は，通常，酸化ヘモグロビン（$O_2Hb$）と還元ヘモグロビン（$HHb$）の比で決まります．酸化ヘモグロビンは赤色の光をよく通し（＝赤色の吸光度が低い），還元ヘモグロビンは赤色の光を通しにくい（＝赤色の吸光度が高い）という特徴があります．パルスオキシメータは，これらの特徴を利用し，赤色光と赤外光という2種類の波長の光を当て，それぞれの吸光度の違いから酸素飽和度を測定しています 図2．

## パルスオキシメータの測定原理

● パルスオキシメータは，指先をプローブで挟み，発光部から受光部へ向けて赤色光と赤外光を発光しています．指先には動脈のほかに，静脈やその他の組織が存在しますが，パルスオキシメータはそのなかでも動脈成分だけを抽出し酸素飽和度を測定しています．動脈と静脈やその他の組織との大きな違いは，拍動しているかどうかです．動脈の血管が拡張すると通過

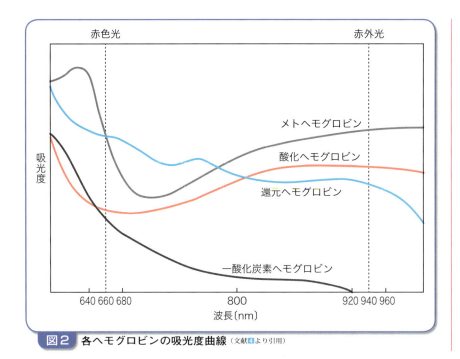

図2 各ヘモグロビンの吸光度曲線 <small>(文献4より引用)</small>

[4] 日本呼吸ケア・リハビリテーション学会 酸素療法マニュアル作成委員会 他編：パルスオキシメータ．"酸素療法マニュアル（酸素療法ガイドライン 改訂版）"．メディカルレビュー社，p95, 2017

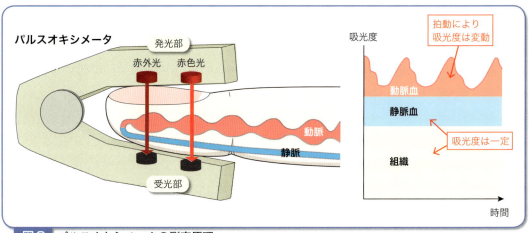

図3 パルスオキシメータの測定原理

する光の距離が伸び，吸光度も増します．パルスオキシメータは，吸光度が変動する部分を十数秒かけて抽出し，その平均から酸素飽和度を算出しています 図3 ．

## 信頼性と測定精度

● パルスオキシメータの精度は，多くの機種で $SpO_2$ が70％以上であれば誤差は±2％と取り扱い説明書に記載されています．$SpO_2$ は $SaO_2$ の近似値ではありますが，真の意味で「$SpO_2＝SaO_2$」ではないのです．そのため，たとえば $SpO_2$ が95％と表示されていても±2％程度の誤差を含んだ値としてとらえることが必要です．また，<mark>機種によって測定値にバラつきがみられる</mark>ことや，一般的に値段が高い製品は精度も高いということを理解

臨床知2

しておく必要があります．

**臨床知 2**

### 総合的にアセスメントしよう

パルスオキシメータは機種によって測定値にバラつきがあることが知られています．たとえば，SpO₂が低下している患者をみたら，数値だけではなく息苦しさや呼吸回数，努力呼吸の有無などフィジカルイグザミネーション（身体診査）を行い，アセスメントしていくことが大切です．

## 装置の種類による違い

- パルスオキシメータのなかでも，設置タイプやハンドヘルドタイプとよばれるものは，直接コンセントを差し込み交流電源をとるかバッテリーが内蔵されており，電力を必要とする複雑な内部処理が可能です．一方，フィンガータイプは乾電池や水銀電池が電源であり，電力が限られることから複雑な内部処理ができません．そのため，測定条件が悪いときは設置タイプやハンドヘルドタイプのほうが信頼性が高いといわれてます．

## 測定時の注意事項

- 測定の際は，**拍動の検出時間や末梢循環の状態，体動などに注意する**必要があります．これらの障害因子を除去しないと，パルスオキシメータの精度は大きく低下します．

**表2** 測定時の注意事項

| 注意点 | 解説 |
|---|---|
| 装着後，測定値を読み取るまでの時間 | 数秒ごとの動脈拍動を検出しその平均値を表示するため，装着後20〜30秒経過後に数値を読み取る |
| 末梢循環の状態 | 血圧の低下や末梢冷感，強度の浮腫などにより動脈拍動が検出できなくなると低い値が出るおそれがある（機種によってはエラー表示が出る） |
| 体動 | プローブの揺れにより，動脈血と静脈血の区別がつかなくなる |
| プローブ周囲の光 | 屋外での測定は太陽光の干渉を受け，屋内でも無影灯などの強い光には干渉を受けるおそれがある |
| プローブによる締め付け | プローブをきつく装着すると，静脈が圧迫され拍動が形成される．その結果，動脈の拍動と区別がつかなくなる |
| 一酸化炭素ヘモグロビン血症とメトヘモグロビン血症 | 血中には酸化ヘモグロビンと還元ヘモグロビンのほかに，一酸化炭素ヘモグロビンとメトヘモグロビンが存在する．CO中毒による一酸化炭素ヘモグロビンの増加や，NO療法，亜硝酸薬の持続投与などによるメトヘモグロビンの増加で酸化ヘモグロビンとの区別がつかなくなる |
| マニキュア，爪の汚れ，爪真菌症など | 発光部からの光が減衰し，十分動脈へ届かなくなる |

### パルスオキシメータの弱点

パルスオキシメータは，機器の性質上，末梢循環の悪化により動脈の拍動が弱まったり，体動により動脈血と静脈血の区別がつかなくなると，測定が障害され，正確な値が出なくなります　表2 ．つまり，パルスオキシメータという機器の特徴を知ることが患者を観察するうえで重要となります[5]．

[5] 小坂　誠 他：パルスオキシメータの原理. 日集中医誌 23 (6)：625-31, 2016

## おわりに

● $SpO_2$ を測定するうえで大事なことは，$SaO_2$（$SpO_2$）と $PaO_2$ の関係，高濃度酸素吸入の危険性，パルスオキシメータの特性を知ることの3点です．これらを理解することで数値の変化に対し，冷静に対応できるようになります．

---

**参考文献**

1）ポール L. マリノ：“ICU ブック第4版”. メディカル・サイエンス・インターナショナル，pp333-40, 2015
2）宮本顕二 他：呼吸機能検査 エッセンシャル6回シリーズ「原理の理解から実践と解釈まで」6)パルスオキシメータ. 呼吸 30(1)：37-45, 2011
3）田中竜馬：“人工呼吸に活かす！呼吸生理がわかる，好きになる〜臨床現場でのモヤモヤも解決！〜”. 羊土社, pp100-13, 2013
4）道又元裕 編：“新 人工呼吸ケアのすべてがわかる本”. 照林社, pp54-7・108-9, 2014

## 特集のまとめに代えて

# バイタルサイン測定と医療実践の質

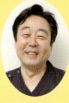

杏林大学医学部付属病院
（看護部長）
道又 元裕（みちまた ゆきひろ）

## 呼吸（換気）回数のチェックで病院の質がわかる

- 急変患者について，急変を起こす前に何か変調がありますかという問いに答えている報告があります．その報告は，発表された時期が少々古いものですが，とても重要なことを発信しているので改めて紹介します．

- 急変患者の66％（99/150）が**心停止前の6時間以内に異常症状や徴候の所見を呈している**という報告です．でも，その25％は看護師からの医師への報告がされなかった．また，医師は25％（25/99）しか徴候を認識していなかったというものです[1]．日本にかぎらず，いずれの国でも同じような状況なのかもしれませんね．

- 一方で，急変患者の84％が8時間以内に何らかの異常を発信しており，そのなかでも呼吸または意識の異常が70％を占め，循環器よりも4倍以上の頻度で呼吸の変調がみとめられたということです（意識状態は5番目のバイタルサイン）．また，心停止前の血液検査所見に一定の傾向はなく，心停止前のバイタルサインでは，呼吸回数が平均でも29回/分以上だったといいます．つまり，**心停止に至る前には呼吸状態に変調をきたす人が多く，それが呼吸回数の異常として反映している**ということです．この事実は，看護師のバイタルサインのチェックには，呼吸回数を確実に測定する行動が不可欠であることを強く示唆していることがうかがえます．

- さて，呼吸回数に代わるようなバイタルサイン感覚で用いられる経皮的酸素飽和度モニタ（$SpO_2$）は，本当に呼吸回数を代替できる数値でしょうか．つまり，$SpO_2$が100％だったら真に喜ばしいことでしょうか．その点について少々整理整頓しておきましょう．

- 定義的な観点からは，$SpO_2$は呼吸不全の直接的な指標とはされていません．**便宜上，経皮的に測定できる$SpO_2$から$PaO_2$を推測しているにすぎません**．たとえば，「$SpO_2$ 90％は$PaO_2$ 60 mmHgに相当する」などです．したがって，"便宜上"においては「$SpO_2$ 90％」は呼吸不全の定義に代用可能です．しかし，$SpO_2$ 98％から100％は理論的に$PaO_2$ 100 mmHgから500 mmHg程度までの間を取りうることになります．したがって，不必要な酸素投与が行われているばかりか，$PaO_2$が低下しても，$SpO_2$がそ

[1] Franklin C et al: Developing strategies to prevent inhospital cardiac arrest: analyzing responses of physicians and nurses in the hours before the event. Crit Care Med 22（2）: 244-247, 1994

---

**著者プロフィール**（道又元裕）
1986年 東京女子医科大学病院ICU，2000～2008年 日本看護協会看護研修学校 救急・集中ケア学科主任教員，副校長，校長，2008年 杏林大学医学部付属病院 クリティカルケア部門統括マネジャー，集中ケア認定看護師教育課程主任教員，2009年 看護副部長，2010年 看護部長に就任し，現在に至る

れをただちに反映しないことがデメリットになるわけです.

● 次に $SpO_2$ は組織の低酸素状態を察知できるか考えてみましょう. $SpO_2$ は, そもそも「何%のヘモグロビン（Hb）が酸素化されているか」を示しています. つまり, 生体が貧血の状態にある場合, 酸素を運搬する Hb が減少しているため $SpO_2$ に問題がなくても（動脈血酸素分圧は基準値内）, 組織では低酸素状態になっていることがあります. したがって, **低酸素症や貧血, 循環不全などの際には $SpO_2$ の値が生体の状態を正確に反映していない場合があります**.

● このように $SpO_2$ は呼吸回数ほど, シンプルに呼吸状態を反映しているパラメータとはいえなさそうです. やはりなんといっても, **呼吸回数こそが鋭敏でシンプルで確実なバイタルサイン**といえそうです. しかし, 意外と見逃しがちなのが, この「呼吸回数」なのです.

● 呼吸回数は多くても, 少なくてもダメです. たとえば, 呼吸不全では増え, 中枢神経障害では少なくなることが多いと思います. とくに呼吸回数の増加はとても重要な所見となります. 呼吸がちょっと苦しそうかなと呼吸回数を測定したら, その回数が **30 回 / 分を超える場合は, まず低酸素血症を考えるべき**です. 通常, 成人が単なる発熱だけで呼吸回数が 20 回ましてや 30 回 / 分以上になることは稀です. その次は, **代謝性アシドーシス**も考慮すべきです. 乳酸蓄積による代謝性アシドーシスを代償している呼吸性アルカローシスを惹起し, 頻呼吸が生じていることも予測されます. そのような場合は, 敗血症など**感染症が潜んでいる**ことが考えられます.

● さあ, このように呼吸回数はとても重要であることをわかっていただけましたでしょうか. 臨床に従事する読者の皆さんは, バイタルサインをチェックするときに必ず呼吸回数をチェックしていますでしょうか. バイタイルサインを測定・記録する際に, 呼吸回数の測定に重きにおいている医療施設とそうでない施設とでは, 看護の善し悪しばかりか病院のレベルが判るといっても過言ではありません.

● どのような状態にある患者であろうと, バイタルサインの測定においては, 絶対に呼吸数を省略してはいけません！

## 脈圧と平均血圧は重要！

● 一般的によぶ「血圧」とは何かというと, 言わずと知れたことではありますが, 血管の壁に及ぼす血液の圧力を意味し, 通常は静脈系よりは動脈系の圧力を指していることが多いと思います. つまり, 心臓が収縮し, 左心室から放出された血液が体内をめぐる際に血管壁に与える圧力ですね. その値は,「収縮期血圧」と「拡張期血圧」で表現されています.

● では, それ以外の表現法はないのでしょうか. たとえば, このようにも表現できるかもしれませんね. 血圧という血液の圧力は, 心臓の拍出力とそのエネルギーを受け止める受け皿となる血管の機能から生まれた「**波動**」エネルギーというように. そして, これは心臓の拍動に応じて伝わる末梢血管の圧変化または容積変化を意味する「**脈波**」となるということでしょうか.

● ということは, 収縮期血圧はこの脈波の最大値であり, 拡張期血圧は最小

値となります．心臓と血管の機能を表す血圧による脈波は，脈圧と平均血圧の両者からその特性を理解できます．いずれにせよ，この両者は心臓が血液を送り出すときに生まれる圧力のことを意味していますが，脈圧は脈波が振幅した結果であり，平均血圧は脈波が占める面積を平均化した数値ということになります．

●それでは，脈圧から臨床的に意義ある何がわかるのでしょうか．その一つは，**収縮期における脈波から心拍出量が推定できる**ことです．二つめは**脈圧値の増減によって，血管の硬さつまり抵抗性が推察できる**ます．つまり，脈圧が増大してきたら，心臓の一回拍出量も増加しているということで，狭小化してきたら心臓の一回拍出量は低下しているということです.また，太い血管（血管径の大きい）が硬化することで，血管の圧力に対する抵抗性が増加すると心臓が収縮力を高めることで脈圧値が増大します．このとき，収縮期血圧は上昇し，その代償反射によって末梢血管は拡張するので，拡張期血圧が低下します．その結果，脈圧の増大が生じます．臨床的には加齢にともなう大動脈の広範な動脈硬化などが考えられます．

●一方，脈圧が狭小化するということは，末梢血管抵抗の増大に起因している場合が多いと思います．末梢血管抵抗が増大するということは，言わば末梢血管が硬化することを意味しており，そうなると収縮期血圧も拡張期血圧も上昇し，むしろ拡張期血圧のほうがより上昇することが多いので脈圧値は低下することになります．

●脈圧値が動脈の部位で大きく異なることは，臨床的な問題となります．一般的には，大動脈，総頸動脈の脈圧は，上腕動脈や橈骨動脈の脈圧よりもわずかに値が小さくなります．しかし，その差は加齢とともに縮小することが多いようです．脈波は末梢動脈へいくほど脈波の振幅が大きくなり，脈圧が少しずつ増大しますが，平均血圧は変わりません．

●平均血圧（MBP）は，**CO × TPR**（CO：心拍出量，TPR：全末梢血管抵抗）を意味しており，計算は「**拡張期血圧＋脈圧 /3**」で表されます．臨床的には**臓器の血流状態を反映している**といわれており，**敗血症性ショックでは平均血圧 65 mmHg を維持する**ことが**重要**とされています．また，脈圧が太い血管の硬化と関係しているならば，平均血圧は細い血管の硬化と関係しているといえます．

# 索引

## あ
あえぎ呼吸　230
アフタードロップ　261

## い
意識障害の原因　266
意識障害の評価　264
意識レベル　263
一時評価　324

## う
ウォームショック　313
うつ熱　256

## え
エンドトキシン　312

## お
オーバーシュート　241

## か
外殻温度　256
加温　261
下顎呼吸　230
下気道　304
核心温度　256
覚醒遅延　303
拡張期血圧　338
過呼吸　230
肩呼吸　230
カテコラミンリリース　221
観血的測定　239
間欠熱　261
患者が死を意識するのは呼吸困難
　282
緩衝作用　232
間接血圧測定法　337
陥没呼吸　230

## き
期外収縮　248
拮抗薬　303
奇脈　245
吸収性無気肺　346
急性期頭部外傷患者　264
急性腎障害　269
急性心不全　284
緊急度　220, 221

## く
偶発性低体温症　260
クーリング　256, 258, 262
クスマウル呼吸　230

クッシング徴候　265, 294
クリニカルシナリオ　238, 286,
　287

## け
稽留熱　261
血圧測定　235
血液分布異常性ショック　313
解熱薬　256, 258, 262

## こ
高血圧　290
交互脈　245
恒常性　231
高体温　256
高齢者　222, 223
コールドショック　313
呼吸　226
呼吸音と副雑音の有無　281
呼吸回数　226, 227, 228, 229,
　231, 289
呼吸筋を観察　280
呼吸原性　333
呼吸障害　334
呼吸状態　229
呼吸性変動　241
呼吸パターン　279
呼吸窮迫　334, 335
呼吸不全　222, 227, 335
呼吸様式　229
呼吸抑制　300, 305

## さ
サイトカイン　312
酸塩基平衡　232
酸素解離曲線　344
酸素中毒　346

## し
糸球体濾過量　270
弛張熱　261
実測　228
失調性呼吸　230
シバリング　308
収縮期血圧　290, 338
重症度　220, 221
手術室からの退室許可基準
　302
術後悪心・嘔吐　300, 307
術後せん妄　303
術後痛　306
術後低血圧　305, 306
受動的加温　261
上気道　304
少呼吸　230
小児のバイタルサイン基準値
　332
小脈　245
静脈麻酔薬　301
徐呼吸　230

触覚振盪音　280
ショック　220, 261, 288, 334
ショックの5徴候　249
ショックの5徴　289
神経原性肺水腫　295
信号信頼性　244
腎後性AKI　272
腎性AKI　273
腎前性AKI　272
迅速評価　322
腎代替療法　273

## す
睡眠中の意識レベルの評価
　268
頭蓋内圧　293

## せ
正常値　228
生命徴候　219
セットポイント　254, 258

## そ
臓器障害　235
相対的徐脈　221
速脈　245

## た
体温　254
体温管理　308
代償機転　246
大脈　245
多呼吸　230
たこつぼ型心筋症　295

## ち
チェーン・ストークス呼吸
　230
遅発性脳血管攣縮　295
遅脈　245
中長期的予後　247
直接血圧測定法　337

## て
ディクロティックノッチ　241
低血糖　267
低呼吸　230
低酸素血症　266, 267
低酸素症　267
低体温　259
デ・エスカレーション治療
　315
電解質異常　268

## と
瞳孔不同　265, 266
動脈圧波形のゆらぎ　241

## な
内関　307

なまりの波形　241

## ね
熱型　261

## の
脳灌流圧　293
脳自動調節能　293
脳自動調節能の破綻　293
脳ヘルニア徴候　265，266，294

## は
敗血症　310
敗血症性ショック　310
バイタルサイン　226
発熱　256
発熱物質　256
バランス麻酔　302
パルスオキシメータ　347

## ひ
ビオー呼吸　230
非観血的測定　238
非侵襲的陽圧換気　286
鼻翼呼吸　230
頻呼吸　230

## ふ
不整脈　248

## へ
平均血圧　236，338，339
片麻痺　267

## ほ
保温　261
保温ショック　261
補充収縮　248
ホメオスタシス　259

## ま
末梢血管抵抗　246
慢性閉塞性肺疾患　346

## み
脈拍測定　243
脈拍の性状　243

## む
ムーアの分類　301
無呼吸　230

## も
毛細血管再充満時間　306
目視　231

## ゆ
輸液反応性　316

## A
ABCDE アプローチ　331
acute kidney injury　269
AIUEOTIPS　266
AKI　269
autoregulation　293

## C
CHADS2 スコア　252
$CO_2$ ナルコーシス　346
cold shock　313
COPD　346
CPP　293
CS　238，286，287

## D
de-escalation　315

## E
ECS　264
Emergency Coma Scale　264

## F
Frank-Starling の法則　236

## G
GCS　263
GFR　270
Glasgow Coma Scale　263

glomerular filtration rate　270

## I
ICP　293

## J
Japan Coma Scale　263
JCS　263

## K
KDIGO 診断基準　271

## N
National Early Warning Score　285
NEWS　285
NIHSS　297
NPPV　286，288

## P
PALS　330
PEA　220
PEARS　330
PONV　307

## Q
qSOFA　339，340

## R
RRT　273
rt-PA　296

## S
$SaO_2$　343
SOFA スコア　237，312
$SpO_2$　233，343

## W
warm shock　313

## 数字
5P　249

# 2017-2018 日本医書出版協会・認定書店一覧

　日本医書出版協会では下記書店を医学書の専門店・販売店として認定しております。本協会認定証のある書店では，医学・看護書に関する専門的知識をもった経験豊かな係員が皆様のご購入に際して，ご相談やお問い合わせに応えさせていただきます。
　また正確で新しい情報を常にキャッチし，見やすい商品構成などにも心がけて皆様をお迎えいたします。医学書・看護書をご購入の際は，お気軽に，安心して認定店をご利用賜りますようご案内申し上げます。

## ■ 認定医学書専門店

＊医学書専門店の全店舗(本・支店, 営業所, 外商部)が認定店です。

| | | | | | | | | |
|---|---|---|---|---|---|---|---|---|
| 北海道 | 東京堂書店 | 東 京 | 明文館書店 | 新 潟 | 西村書店 | 島 根 | 島根井上書店 | |
| | 昭和書房 | | 鳳文社 | 静 岡 | ガリバー | 岡 山 | 泰山堂書店 | |
| 宮 城 | アイエ書店 | | 文光堂書店 | 愛 知 | 大竹書店 | 広 島 | 井上書店 | |
| 山 形 | 髙陽堂書店 | | 医学堂書店 | 三 重 | ワニコ書店 | 山 口 | 井上書店 | |
| 茨 城 | 二森書店 | | 東邦稲垣書店 | 京 都 | 辻井書院 | 徳 島 | 久米書店 | |
| 栃 木 | 廣川書店 | | 文進堂書店 | 大 阪 | 関西医書 | 福 岡 | 九州神陵文庫 | |
| | 大学書房 | 神奈川 | 鈴文堂 | | ワニコ書店 | 熊 本 | 金龍堂 | |
| 群 馬 | 廣川書店 | 長 野 | 明倫堂書店 | 兵 庫 | 神陵文庫 | 宮 崎 | 田中図書販売 | |
| 千 葉 | 志学書店 | 新 潟 | 考古堂書店 | 奈 良 | 奈良栗田書店 | | | |

## ■ 認定医学書販売店

| | | | | | | |
|---|---|---|---|---|---|---|
| 北海道 | 丸善雄松堂<br>・札幌営業部 | 東 京 | 丸善雄松堂<br>・首都圏医療営業部 | 京 都 | 大垣書店<br>・イオンモールKYOTO店 | |
| | 紀伊國屋書店<br>・札幌本店 | | オリオン書房<br>・ノルテ店 | 大 阪 | 紀伊國屋書店<br>・梅田本店<br>・グランフロント大阪店 | |
| 岩 手 | 東山堂<br>・外商部<br>・北日本医学書センター | 神奈川 | 有隣堂<br>・本店医学書センター<br>・書籍外商部医書営業課<br>・医学書センター北里大学病院店<br>・横浜駅西口店医学書センター | | ジュンク堂書店<br>・大阪本店 | |
| 宮 城 | 丸善<br>・仙台アエル店 | | 丸善<br>・ラゾーナ川崎店 | | MARUZEN&ジュンク堂書店<br>・梅田店 | |
| | 丸善雄松堂<br>・仙台営業部 | 富 山 | 中田図書販売<br>・本店<br>・外商部<br>・富山大学杉谷キャンパス売店 | 香 川 | 宮脇書店<br>・本店<br>・外商部<br>・香川大学医学部店 | |
| 秋 田 | 加賀谷書店<br>・外商部 | 石 川 | 明文堂書店<br>・金沢ビーンズ | 愛 媛 | 新丸三書店<br>・本店／外商部<br>・愛媛大学医学部店 | |
| 福 島 | 岩瀬書店<br>・外商センター<br>・富久山店 | 福 井 | 勝木書店<br>・外商部<br>・福井大学医学部売店 | 高 知 | 金高堂<br>・本店<br>・外商センター<br>・高知大学医学部店 | |
| 茨 城 | ACADEMIA<br>・イーアスつくば店 | 静 岡 | 谷島屋<br>・浜松本店<br>・浜松医科大学売店 | 福 岡 | 丸善雄松堂<br>・福岡営業部 | |
| 埼 玉 | 佃文教堂 | | 吉見書店<br>・外商部 | | ジュンク堂書店<br>・福岡店 | |
| 東 京 | 三省堂書店<br>・神保町本店 | 愛 知 | 丸善雄松堂<br>・名古屋医療営業部 | 沖 縄 | ジュンク堂書店<br>・那覇店 | |
| | ジュンク堂書店<br>・池袋本店 | | 三省堂書店<br>・名古屋高島屋店／本店 | | | |
| | 紀伊國屋書店<br>・新宿本店新宿医書センター | | | | | |
| | 丸善<br>・丸の内本店 | | | | | |

2017.06作成

## JMPA

一般社団法人
### 日本医書出版協会
japan medical publishers association
http://www.medbooks.or.jp/

〒113-0033
東京都文京区本郷5-1-13 KSビル7F
TEL (03)3818-0160　FAX (03)3818-0159

**好評発売中**

# ここから学ぼう！
## 図解 医療統計
―本気で統計を始めたい人のための入門書―

監修… 代田 浩之
著 … 柳澤 尚武，西﨑 祐史

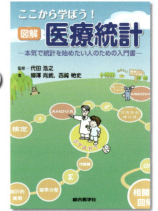

ISBN978-4-88378-638-1
A5判オールカラー／278頁
定価（本体 2,800 円＋税）

**本書の特長**

- 数式がわからなくても大丈夫！
  数学を復習しながら，統計学の基本を学べます！
- 医療統計の概念を理解するところから，独学で回帰分析までできるようになります！
- 統計ソフト不要，Excel でできます！
- これから統計を学びたい方はもちろん，統計を改めて学び直したい方にも最適です

---

# 「医療統計力」を鍛える！
### 事例で学べる数式なしのテキスト（ほとんど）

近畿大学医学部附属病院臨床研究センター准教授
**千葉康敬**●著

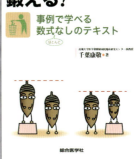

ISBN978-4-88378-889-7
A5判オールカラー／308頁
定価（本体 2,800 円＋税）

**主要目次**

- 1章 医学研究における『コントロール』
  治療の『効果』を調べるために
- 2章 ランダム化研究
  ランダム化すれば OK なわけではない
- 3章 効果の指標
  効果を測るものさしを考えてみよう
- 4章 統計的仮説検定
  どこから違いがあると言えるの？
- 5章 信頼区間
  その効果の指標，どれだけ信頼できるの？
- 6章 研究に必要なサンプルサイズ
  何人集めて研究すればいいの？
- 7章 平均値の比較
  平均値を計算すればいいってもんじゃない
- 8章 観察研究デザイン
  どうやってデータを集めたかが大事
- 9章 『オッズ比』という指標
  リスク差やリスク比じゃダメなの？
- 10章 交絡の問題
  だから観察研究では因果関係が調べられない
- 11章 相関関係と回帰分析
  相関関係があれば因果関係があるわけではない
- 12章 回帰分析による交絡の調整
  これで観察研究でも因果関係が調べられる!?
- 13章 スクリーニング検査の評価
  病気の診断について考えてみよう
- 14章 生存時間データの解析
  『率』で評価するのは難しい
- 15章 『ハザード比』という指標
  でもやっぱり『率』で評価したい
- 16章 治療不遵守の問題
  治療『方針』の効果を調べる

---

**S 総合医学社**　〒101-0061　東京都千代田区神田三崎町１－１－４
TEL 03(3219)2920　FAX 03(3219)0410　http://www.sogo-igaku.co.jp

| 編集長 | 編集委員 |
|---|---|
| 道又元裕（杏林大学医学部付属病院） | 勝　博史（東京都立小児総合医療センター）<br>清水孝宏（那覇市立病院）<br>露木菜緒（杏林大学医学部付属病院） |

## 次号予告

### 1巻3号（2018年10月発行予定）
### 特集：呼吸管理を極める！（仮）

企画編集：道又元裕

**呼吸管理の基本を理解しよう**
- 臨床に必要な呼吸の解剖を理解しよう
- 臨床に必要な呼吸生理を理解しよう
- 臨床で遭遇する代表的な呼吸器疾患を理解しよう

**検査の意義と臨床判断**
- 臨床における呼吸の評価方法は何が良い？
- 酸素療法の適応と功罪は？
- 人工呼吸モードの適応と課題
- 人工呼吸器からの離脱方法は？

- NIVの適応と限界は？
- 鼻カニュラ式ハイフローセラピーの適応と限界は？
- 吸入療法の方法と効果は？
- 適正な気管吸引の方法は？
- 呼吸理学療法の効果は？
- 腹臥位療法の効果は？
- 呼吸ケアにおける患者指導はどうする？
- RSTの効果は？

---

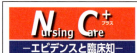

Nursing Care＋
―エビデンスと臨床知―
Vol.1 No.2 2018

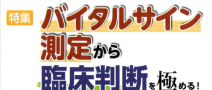

特集 バイタルサイン測定から臨床判断を極める！

編：道又元裕　露木菜緒

2018年7月20日発行©
1部定価（本体3,000円＋税）

発行者　渡辺嘉之

発行所　株式会社 総合医学社
〒101-0061
東京都千代田区三崎町1-1-4
TEL　03-3219-2920
FAX　03-3219-0410
E-mail　sogo@sogo-igaku.co.jp
URL　http://www.sogo-igaku.co.jp
振替　00130-0-409319

印　刷　シナノ印刷株式会社

広告取扱　株式会社メディカ・アド　〒105-0013 東京都港区浜松町1-12-9 第1長谷川ビル2階　Tel.03-5776-1853

・本誌に掲載する著作物の複製権・翻訳権・上映権・譲渡権・公衆送信権（送信可能化権を含む）は株式会社総合医学社が保有します。

・ JCOPY 〈（社）出版者著作権管理機構 委託出版物〉
本誌の無断複写は著作権法上での例外を除き禁じられています．複写される場合は，そのつど事前に，（社）出版者著作権管理機構（電話 03-3513-6969，FAX 03-3513-6979，e-mail: info@jcopy.or.jp）の許諾を得てください．